好好吃饭
儿童营养优化50法

（日）伊藤明子 著
黄伊冉 黄少安 译

化学工业出版社
·北京·

北京市版权局著作权合同登记号：01-2025-1606

图书在版编目（CIP）数据

好好吃饭 ：儿童营养优化50法 /（日）伊藤明子著 ；黄伊冉，黄少安译. -- 北京 ：化学工业出版社，2026. 2. -- ISBN 978-7-122-49808-3

Ⅰ. R153.2

中国国家版本馆CIP数据核字第2026BR1050号

责任编辑：丰　华　　文字编辑：李锦侠
责任校对：王鹏飞　　装帧设计：史利平

出版发行：化学工业出版社
（北京市东城区青年湖南街 13 号　邮政编码 100011）
印　　装：三河市双峰印刷装订有限公司
880mm × 1230mm 1/32　印张 $6^1/_2$　字数 131 千字
2026 年 3 月北京第 1 版第 1 次印刷

购书咨询：010-64518888　　售后服务：010-64518899
网　　址：http://www.cip.com.cn
凡购买本书，如有缺损质量问题，本社销售中心负责调换。

定　　价：68.00 元

儿童的身体、大脑、情绪，都是由他们所吃的食物决定的。

我们总是听到“为了健康，要注意均衡饮食”这种说法。

不仅日本如此，即便查阅国外的医学研究成果和论文，也能发现其科学依据。

“我知道均衡饮食很重要，但如果每天都照做，那实行起来太难了。”

“就算你告诉我理想的情况，也……”

“但是我们家孩子太挑食了。”

我的耳边仿佛听到了无奈的叹息声。

那么，请想象你的眼前有一个木桶。

如果木桶上有一些洞，或者有裂缝，会变成什么样子呢？

——木桶就无法储水了，对吧？

无论往桶中注入多少水，最终都会流出来。

身体就像一个木桶。

均衡的营养摄入，就能造就一个完好的木桶。

但如果长期饮食不均衡，身体就会如木桶一样变得残破，从而导致漏水。

在这种状态下，无论吃多少对身体有益的食物，其功效都会减弱。如此一来，着实浪费。

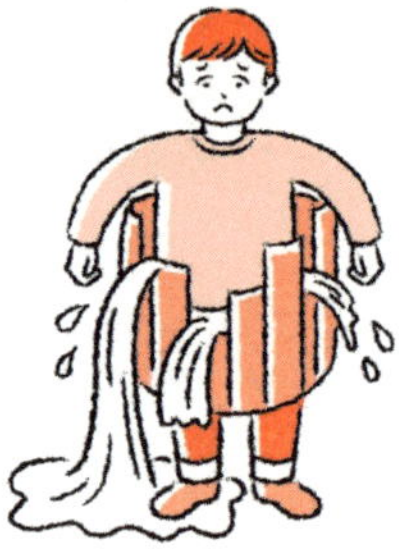

另一方面，饮食均衡的孩子，他的身体就像深且坚固的木桶，可以接受各种各样的东西。

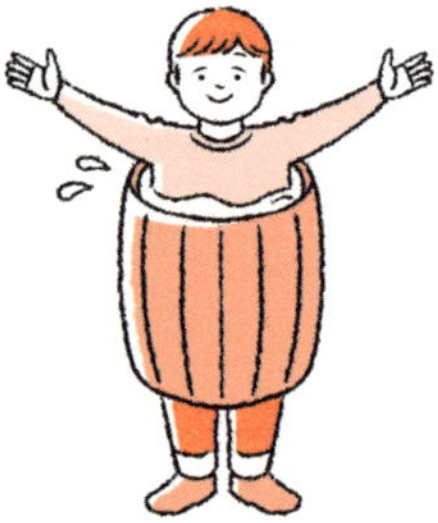

确实，改变饮食不意味着明天就会立即变得不同，但我希望你记住，这确实可以改变他们的未来。

前　言

我叫伊藤明子，是一名儿科医生。2017年，我开设了赤坂家庭诊所，从儿童到成人，我接诊了许多患者。同时，我也在东京大学医学部附属医院的儿科门诊工作。

你是不是在读到前页中的“儿童的身体、大脑和情绪，都是由他们所吃的食物决定的”时，感到非常惊讶？或是认为“果然如此”？抑或是半信半疑，觉得“这未免太夸张了吧”……

我为什么要在这本书里强调“饮食是如此重要”呢？接下来，我想从稍微不同的角度来谈谈这个问题。

除了从父母那里获得的遗传基因，我们也是由“空气”“水”“环境”和“食物”构成的。这里所说的“环境”，包括居住地的气候、政治、文化、历史、宗教、经济以及家庭等“环境”。

我们既不能自由选择呼吸的“空气”，也很难控制“水”的质量。虽然在一定程度上，我们能改变“环境”，但想要立刻选择一个与现在截然不同的环境，似乎不是易事。

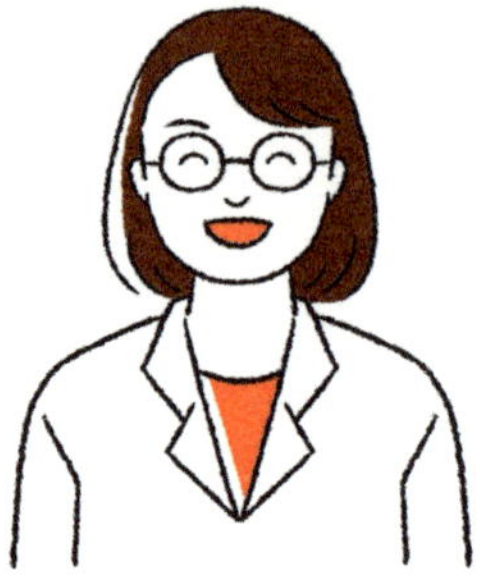

可是对于“食物”，我们是能做选择的。我们可以选择是在蔬果店买食材，还是在超市买，或者在便利店买，又或者网购。当想吃甜食时，是选择甜甜圈还是苹果……

烹饪时，是选择炸、烤还是蒸……

像这样，我们总是有多个选择，也可以自由地选择。选择的主导权在于作为父母的我们——孩子的监护人。因为孩子们还没掌握足够的关于健康饮食的信息，所以他们不能准确地做出选择。因此，在这一点上，我认为父母掌握主导权是很重要的。

那么，此时存在一个重要的问题。

因为有太多的选择，众多的信息往往会让我们感到迷茫，不知道应该选择哪个，或者容易被一些片面的信息误导。如果你在网络上搜索“儿童　饮食　健康”，将会弹出大量的文章。评价也因人而异。同时，也会有很多过时的信息仍被人们所相信。

作为医生，我几乎每天都会查阅海外的医学研究成果和论文。因此，我可以获取并掌握最新的有医学依据的儿童饮食信息。

社会上，每天都充斥着良莠不齐的饮食信息。有时日本的信息相对于海外较少，但是在某些方面也会有一些优势。

因此，这本书基于医学依据，将儿童饮食中重要的事项分为50个部分进行详述。听到医学依据，你也许会有些担心，这本书会不会太难了？其实这本书里的内容基本上都是浅显易懂的。顺序是次要的，你可以从你认为力所能及的事情开始了解。

除了“饮食方法”，我也会提到饮食时间、睡眠时间、运动、压力管理、环境管理等全方位的内容。仅仅通过饮食方法这一种途径是无法达到健康目的的。

这种全方位的方法被称为“全面健康促进”。请尽情尝试这些方法吧。

“吃什么，怎么吃”，会改变儿童的身体、大脑的状态，甚至情绪。

并且，这与生命力紧密相连。

从今天开始，请不要烦恼，希望你能做出更好的选择。

目　录

PART 1 儿童饮食 10个黄金法则

PART 2 日常实践 30个让孩子吃得更健康的技巧

PART 3 超越餐桌

10个方法培养孩子的健康饮食习惯

PART 4 门诊案例

儿童常见问题的饮食解决方案

PART 5 爱上吃饭
美味又健康的快手食谱

深受孩子喜爱的快手食谱

针对不同症状的救星食谱

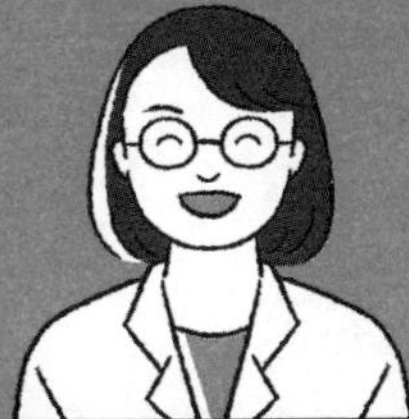

PART 1

儿童饮食

10个黄金法则

01 每天早上吃1个鸡蛋

➡能有效摄取蛋白质

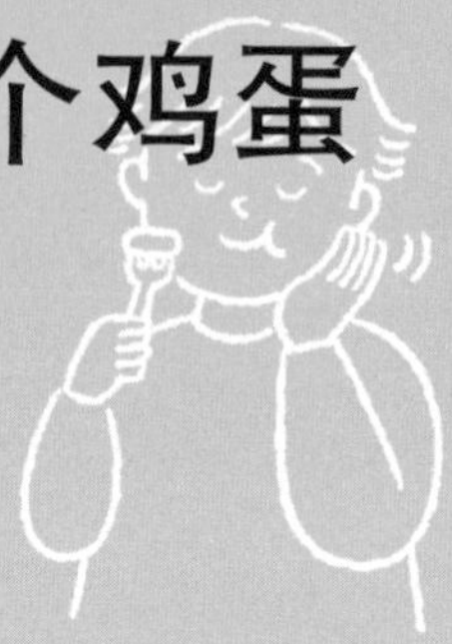

*若有食物过敏，请务必咨询医生

数据·事实

◆ 鸡蛋含有优质蛋白质。

◆ 有研究表明，早餐时摄取足够的蛋白质，有助于你保持好心情，对周围的人更加平和、亲切。

饮食指南

◆ 最推荐的烹饪方式是水煮鸡蛋（这种方式糖化较少，糖化相关内容详见P082）。

◆ 如果你的孩子不喜欢鸡蛋特有的硫黄味，可以做成煎蛋卷（常被做成蛋包饭的形式），加入少量的番茄酱；或者做成煮鸡蛋后捣碎，再添入少量由蛋黄酱和番茄酱混合而成的奥罗拉酱（也叫极光酱），也能消除这个味道。

为什么说吃鸡蛋有益于身体健康

“鸡蛋吃多了胆固醇会升高”的印象太深入人心，以至于还有人认为应该少吃鸡蛋。

但其实这是一场误会。已经有相关研究陆续表明，食物中胆固醇的含量不会影响人体血液中胆固醇的含量，因此不必刻意限制鸡蛋的摄入[1]。

鸡蛋是优质的蛋白质来源，所以推荐每天吃1～2个。

人体必需的蛋白质是由20种氨基酸构成的，而鸡蛋恰好非常均衡地包含了这20种氨基酸。此外，鸡蛋能使婴幼儿高效地获取体内无法合成的9种氨基酸（成人能够在体内合成一部分组氨酸），是十分优秀的食材。

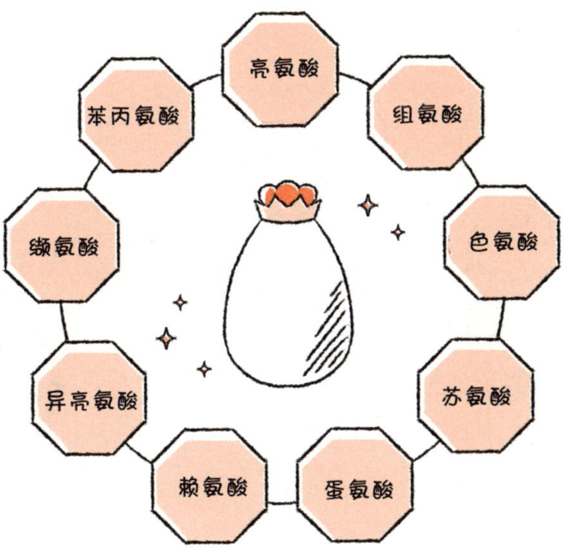

为什么说早餐吃鸡蛋好

在1995年的研究中，通过对比充分摄取蛋白质的人和没有充分摄取蛋白质的人的状态，得出了“没有充分摄取蛋白质的人攻击性更强”的结论[2]。

此外，在2017年的研究中，对比早餐时充分摄取蛋白质的人和没有充分摄取蛋白质的人的状态，得出了“早餐时充分摄取蛋白质的人更容易接纳身边的人”的结论[3]。

换言之，他们能平和亲切地对待身边的人。

所以，一定要在早餐的食谱中加入蛋白质，这样就能平静地度过一整天了。选择蛋白质时，我比较推荐鸡蛋，因为方便购买。烹饪方式采用水煮即可。

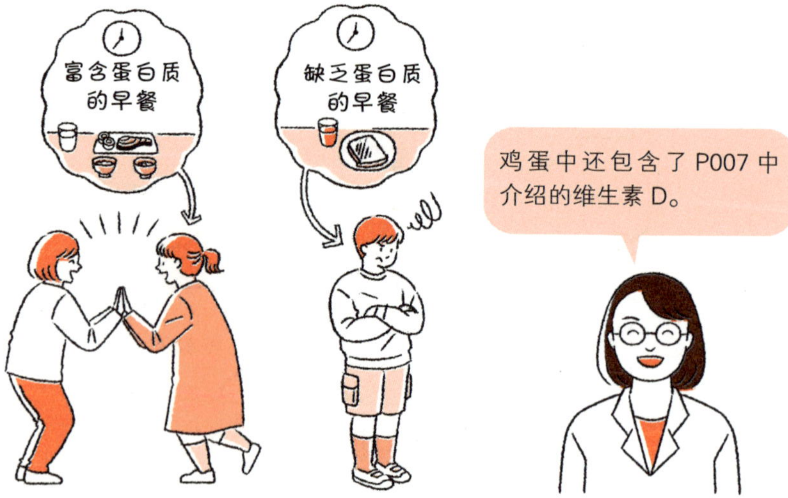

富含蛋白质的早餐
缺乏蛋白质的早餐
鸡蛋中还包含了P007中介绍的维生素D。

将蛋白质融入一日三餐

蛋白质不仅是构成肌肉、骨骼和皮肤的基础，也是当我们感染病毒或细菌时，起作用的抗体和许多激素的主要成分，也是合成神经递质（如血清素）的原料之一，是一种非常重要的营养素。

蛋白质在被人体摄入后，会被分解代谢（通过化学反应转化为其他物质），因此它无法直接储存在我们的身体中，所以要注意每餐都应摄取含有蛋白质的食物。

在诊所看诊时，我发现大多数孩子只在午餐或晚餐时摄取蛋白质。在早餐时摄入蛋白质食物的孩子相对较少。建议父母们可以在早餐食谱中加入烤三文鱼和豆腐味噌汤。

我建议在早餐、午餐、晚餐时都要注意蛋白质的摄取。每餐都要吃一掌大小（到指尖）的蛋白质食物[4]。

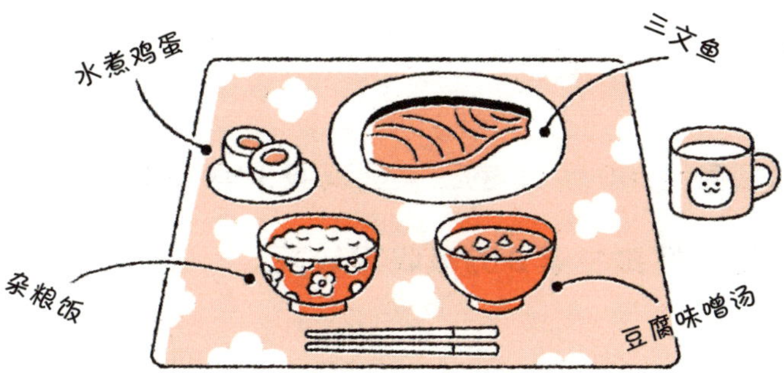

02 通过三文鱼和沙丁鱼获得维生素D

➡ 维生素D可以提升免疫力和大脑功能

*若有食物过敏，请务必咨询医生

数据·事实

- 日本成年人缺乏维生素D的比例很高。
- 维生素D缺乏与身高增长受损存在显著关联。
- 补充维生素D可能降低儿童流感的发病率。
- 维生素D与大脑功能和抑郁症有一定关联。
- 三文鱼、沙丁鱼富含维生素D。

饮食指南

- 每餐食用100g以上的三文鱼或沙丁鱼，1周吃3到4次。
- 动物源性维生素D的吸收率较高。

缺乏维生素D会出现什么后果

三文鱼、沙丁鱼等食物中富含的维生素D，一直被认为是“对骨骼有益的维生素”。然而，大部分日本成年人（当然不仅是日本人）都缺乏维生素D[5]。

如果人在儿童时期缺乏维生素D，就会出现：

- O型腿；
- 头部的骨骼始终较软；
- 肋骨串珠样突出等。

在我参加的一项研究中发现，日本3岁孩子里，维生素D水平越低的孩子，平均身高越矮[6]。这说明缺乏维生素D可能会影响孩子的身高。（编者注：我国也有很多针对0～6岁儿童的研究证实，维生素D营养状况与体格发育呈正相关。）

缺乏维生素D可能是由于以下原因导致的。

- 很多父母由于过度担心食物过敏问题，在添加辅食时，选择较晚加入含有维生素D的食物，如鸡蛋和鱼等。
- 缺乏日光照射的儿童越来越多。

人体所需的维生素D，大约有80%是通过阳光直接照射皮肤产生的。然而近年来，在日本，极端防晒的人数明显增加[7]。因为使用了遮阳伞、防晒霜等完善的防晒措施，所以减少了人体内产生维生素D的机会，这也被认为是日本人缺乏维生素D的一个重要原因。

话虽如此，过度暴露于阳光下也可能导致皮肤癌，以及色斑和皱纹的产生，因此我并不是特别推荐这种方式。

尽量每天都吃鸡蛋（请参考PART1-01 中的内容），除此之外，每隔一天，一次性吃约100g三文鱼或沙丁鱼是比较理想的。

维生素D与大脑息息相关

多项研究显示[8-9]，大脑发育时期（从胎儿期到周岁以内）如果缺乏维生素D，可能会增加今后患孤独症或发育障碍的风险。

也有研究结果显示[10]，如果成人血液中的维生素D浓度偏低，那么患上阿尔茨海默病的风险则高达正常浓度人群的3倍。另外，还有数据表明[11]，缺乏维生素D的人容易抑郁。

我们知道，大脑中存在维生素D的受体（类似于细胞中的“天线”）。只有在受体存在的地方，相应的成分才会起作用。也就是说，维生素D可以直接作用于大脑细胞，它是一种非常重要的营养素。

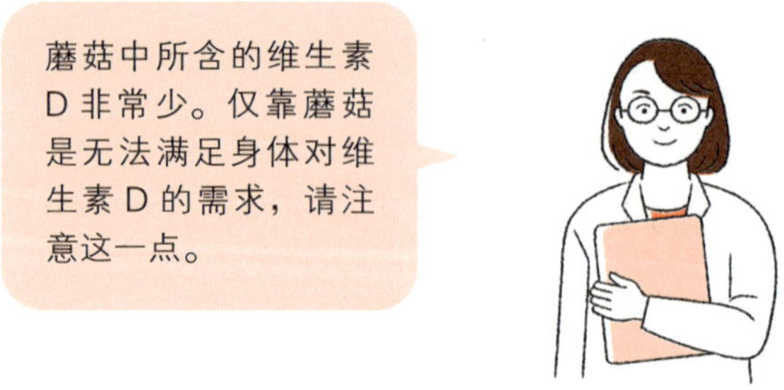
蘑菇中所含的维生素D非常少。仅靠蘑菇是无法满足身体对维生素D的需求，请注意这一点。

缺乏维生素D会导致身体抵抗力下降吗

维生素D与免疫系统密切相关。研究表明，维生素D一旦不足，人体便很容易感染疾病，也很容易产生过敏反应，甚至还会增加罹患癌症的风险[12-15]。

如果可能的话，建议通过验血来检测孩子血液中的维生素D含量。

一想到要吃那么多鱼就有些犯难怎么办

应该有很多人认为，只通过食物摄取足量的维生素D是十分困难的。毕竟，也有一些孩子不喜欢吃鱼。

如果是这样，那么建议用营养补充剂来代替吃鱼。

选择成分安全的液体维生素D，即使是婴幼儿也能服用。如果是4岁以上的儿童，也有相对安全的小型片剂可供选择。

虽然只通过食物摄取足量的维生素D是十分困难的，但是通过每天服用营养补充剂可以改善这一情况。

不过，我们应该尽量选择可信赖的营养补充剂。如今各种渠道售卖的营养补充剂存在很多劣质产品，质量很难保证，所以不建议随意购买。如有需要，可以咨询专业医生的意见。

03 通过肉类和蔬菜摄取铁

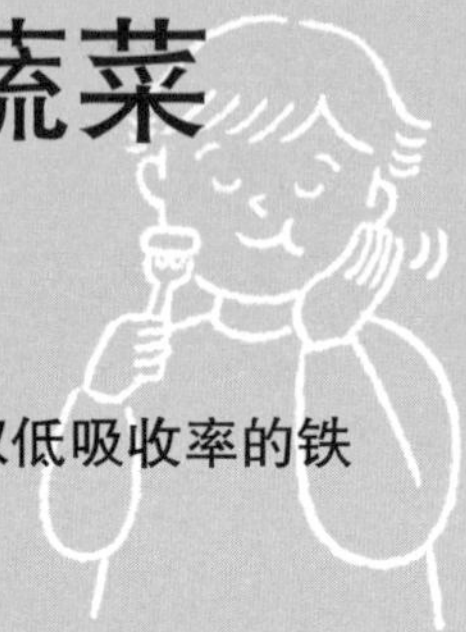

➡ 通过食材搭配，能有效摄取低吸收率的铁

*若有食物过敏，请务必咨询医生

数据·事实

- 日本是贫血大国，比其他国家数值更低。
- 铁是维持身体功能和大脑功能都必不可少的矿物质之一。
- 贫血会导致伤口愈合变慢。

饮食指南

- 如果将动物性铁（如肉类）和植物性铁（如蔬菜）搭配起来，会提高铁的吸收率。
- 不要与乳制品一起摄取铁。
- 不要与茶或咖啡一起摄取铁。
- 建议食用沙丁鱼、蛤蜊、蚬贝、紫菜等（需要注意的是，由于羊栖菜中含有砷[16-17]，大约每周吃1次即可）。

日本其实是贫血大国

在世界范围内，日本是缺铁性贫血人口较多的国家之一。尤其是日本女性的铁摄取量有逐年减少的趋势，每天的摄取量只有7.6mg。相比之下，美国成年女性每天的铁摄取量达到了18.9mg[18]。

产生这种现象的一个原因是日本女性强烈的瘦身意识。虽然肉和鱼含有大量的铁，但她们可能因为瘦身而去控制饮食，没有摄取足够的肉类、鱼类等动物性蛋白质。这种趋势在儿童中也有所体现。

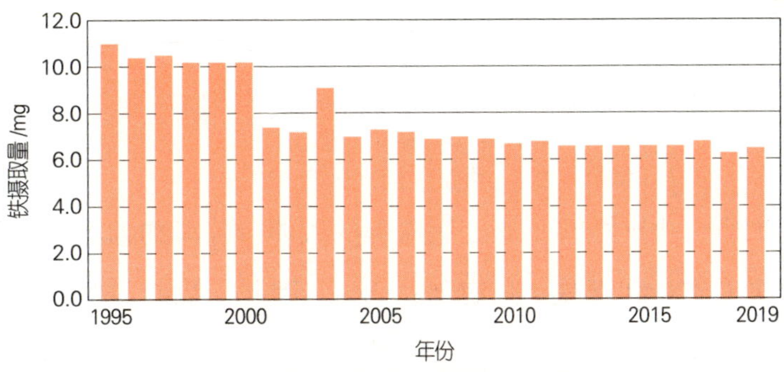

图 7～14岁儿童每天的铁摄取量

来源：根据日本国立健康营养研究所的《铁摄取量平均值及标准偏差的年度变化（按性别和年龄分类）》制作。

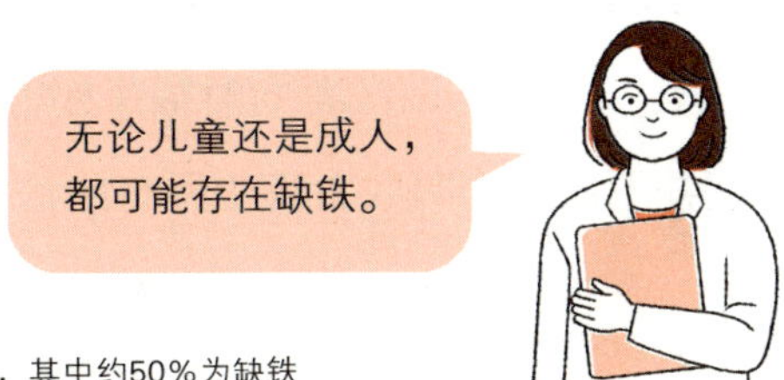

编者注：中国居民贫血的患病率为20.1%，其中约50%为缺铁性贫血。（2022年“第四次中国居民营养与健康监测”）

缺铁会导致什么后果

铁是身体所必需的矿物质。一旦缺铁，人会出现容易疲劳、头晕、早晨难以醒来、呼吸急促等贫血症状。往往等这些症状出现后，人们才会开始注意到贫血。然而，在身体的症状出现之前，大脑功能就已经受到影响了，比如记忆力和思维能力减退、烦躁、精力下降等[18]。

如果你的孩子表现出精神恍惚、持续乏力、易怒等症状，你可能需要考虑他/她是否存在缺铁的情况。

动物性+植物性的食物搭配很重要

小白菜、菠菜等植物性食材中也含铁。但如果不同时摄取动物性铁（如肉类）和植物性铁（如蔬菜），就会降低铁的吸收率。此外，动物性铁（血红素铁）的人体吸收率约为20%，而植物性铁（非血红素铁）只有2%～5%。因此，我们需要同时摄取肉类和蔬菜。

这里所说的吸收率指的是生物体能够吸收的比例。也就是说，虽然用油炒过的100g菠菜中含有1.2mg的铁，但只有大约1%能被人体吸收（在没有同时喝牛奶等条件的情况下）。请记住，我们并不能完全吸收食物中所有的铁。

表　一些食物中的铁吸收率的对比

食品	吸收率
猪肝	13%
牛肝	13%
沙丁鱼	11%
其他鱼肉	8%
其他蔬菜	1%～4%
菠菜	1%

来源：日本铁生物科学学会。

贫血会导致伤口愈合变慢

皮肤的修复需要蛋白质、维生素和矿物质。铁作为一种矿物质，一旦缺乏，将会减缓伤口的愈合速度[19]。

体内铁的情况可以通过验血得知。一谈到铁，一般会想到Hb（血红蛋白），它表示红细胞中由蛋白质和铁结合而成的“血红蛋白”的含量。验血时，不仅可以检查血红蛋白，也可以检查铁蛋白（即储存铁）。当人体内铁含量不足时，铁蛋白的含量首先开始下降。换句话说，即使血红蛋白值正常，也可能存在储存铁不足的情况[20]。

04 每天都吃1大勺芝麻碎

➡ 能够增强免疫力

*若有食物过敏，请务必咨询医生

数据·事实

- 芝麻含有丰富的钙、锌和铁，这些都是容易缺乏的营养元素。
- 芝麻中含有的芝麻素具有强抗氧化能力，对大脑、皮肤乃至全身都非常有益。
- 每天摄取芝麻碎可以改善肠道环境。

饮食指南

- 每天吃1～2勺芝麻碎。
- 直接吃芝麻很难被消化吸收，所以推荐磨碎后食用。

为什么说吃芝麻碎对身体好

钙不仅对骨骼和牙齿非常重要，也是整个人体必需的矿物质。而锌有增强免疫力的作用。

可惜的是，很多人都缺乏这两种矿物质[21]。恰好有一种食物同时富含铁和锌，那就是芝麻。

有研究显示，缺锌容易引发味觉和嗅觉障碍[22]。并且，锌在影响人的情绪和心理方面也起着重要的作用[23]。如果检查有情绪问题或心理困扰的儿童（包括成人）的血液，往往会发现他们缺锌。此时，补充足够的锌就能改善他们的问题，这一点在多项研究中得到了验证。实际上，在我的诊所，通常为病人验血确诊后，会为他们开具补锌的药物。

顺带一提，“情绪”和“心理”这两个词语，所表达的含义有以下区别，仅供参考。

- **情绪=大脑的原始、本能的感情。表现包括不安、愤怒、恐惧等。**
- **心理=精神层面。表现包括情绪低落、失眠、注意力缺乏等。**

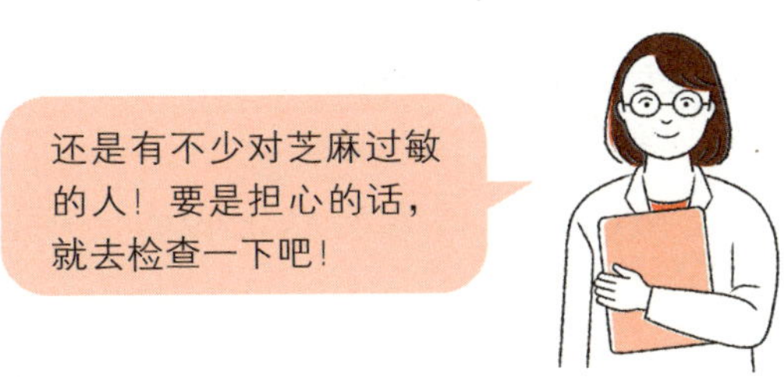
还是有不少对芝麻过敏的人！要是担心的话，就去检查一下吧！

芝麻对大脑有益吗

芝麻中含有一种被称为“芝麻素”的营养素，以其强抗氧化能力而著称。抗氧化能力指的是抑制炎症、预防疾病和延缓衰老的能力。因此，芝麻不仅对老年人的关节和大脑有益，还有助于儿童大脑功能的发育、免疫力的提高和皮肤健康等[24-25]。

每天吃1～2大勺芝麻碎，让胃肠保持健康

芝麻含有丰富的膳食纤维和微量营养素（虽说是微量，但对于维持身体功能十分重要），因此是保持肠道健康的理想食材，详情请参考PART2-18中的内容。

与直接吃芝麻相比，芝麻碎的吸收率更高，有助于肠道黏膜对微量营养素的吸收。尽量每天坚持给孩子吃1～2大勺芝麻碎吧。

芝麻中含有锌，但如果同时与绿茶、咖啡、麦片、豆类等一起食用，会降低锌的吸收率。然而，如果过于担心吸收问题，会加大做饭的难度。锌本身就是一种吸收率较低的矿物质，所以不仅是芝麻，还要有意识地摄取其他富含锌的食物，如牡蛎、鲣鱼（鲣鱼干）等。

2大勺芝麻碎的热量大约为98kcal，相当于半碗米饭，所以1天的量要控制在2大勺以内。

05 煮米饭时，加点杂粮吧

➡ 杂粮比白米的膳食纤维更丰富

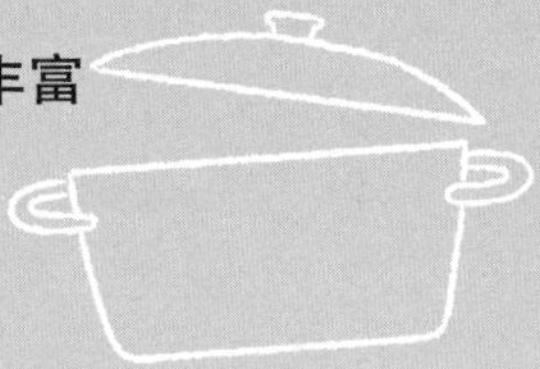

数据 · 事实

- 杂粮指的是除了精白米、精白面以外的粮食，主要包括全谷物和杂豆类等。
- 杂粮中含有丰富的膳食纤维，其中部分品种比糙米更值得推荐。
- 在日本，几乎所有年龄层的人都存在膳食纤维摄入不足的问题。
- 膳食纤维对免疫系统起着重要作用。

饮食指南

- 将杂粮（如糯小麦、藜麦、莜麦、小米、稗米、燕麦片等）与白米混合煮熟即可。
- 在超市购买袋装杂粮会更方便。

为什么说吃杂粮比较好

每100g蒸熟的白米中含有0.3～0.4g的膳食纤维。然而，杂粮中的小米、莜麦和红豆等膳食纤维含量比白米更丰富[26]，具体如下：

- 小米中的膳食纤维含量为4.3g；
- 莜麦中的膳食纤维含量为10.6g；
- 红豆（全粒）中的膳食纤维含量为12.7g。

在此建议将富含膳食纤维的杂粮与白米混合食用。

当我们听到“有益于健康的米饭”这个词时，很多人会想到糙米。虽然糙米比白米的矿物质含量更多，膳食纤维的含量也高不少，但仍比杂粮低。而且糙米中往往会残留有害物质，所以与其只吃糙米，不如将杂粮与白米混合食用，这样更为健康。

小知识

直接购买袋装商品就可以了

你是否听过“十六谷”这个词？

这是由大麦、薏米、小米、黍、藜麦、莜麦和豆类等16种全谷物和杂豆混合而成的食品。现在，这种食品被分成小包装，很容易就能在超市买到。在网上或实体店中也可以找到类似的“三十谷”等产品。

可以根据购买的方便程度、预算等因素，选择自己喜欢的产品。

儿童和成人都正在经历膳食纤维不足的问题

根据日本人的食品和营养数据可知，从儿童到老年人，几乎所有年龄层人群的膳食纤维摄取量都达不到国家建议的标准[27]。这是因为随着饮食西方化及加工食品的增加，日常饮食中富含膳食纤维的食材逐渐减少。建议以紫菜等海藻类、煮根茎类蔬菜为基础（译者注：日本家常菜，是将各种根茎类蔬菜，如胡萝卜、白萝卜、土豆等切成适当大小，放入锅中加水煮熟后加入调味料，煮到汤汁被吸收的一种菜），搭配一汁三菜（译者注：日本菜的一种传统搭配方式，类似于定食，具体指一碗汤和三个小菜），再加一些小碗的配菜作为补充。

吃酸奶前的注意事项

为了增强免疫力和解决便秘问题，作为保持肠道健康的方法，越来越多的人开始通过饮用酸奶或乳酸菌饮料、吃含有乳酸菌的其他食品来增加有益菌的摄入。

然而，即便努力让有益菌进入肠道，如果没有有益菌的食物——膳食纤维，也没有任何意义。如果没有食物作为能量来源，有益菌就无法在肠道中发挥作用，最终只能死亡。

因此，最关键的是要先充分摄入膳食纤维。这样，有益菌才能被激活，接着有益菌所产生的短链脂肪酸就会增加。通过这些短链脂肪酸的作用，我们的肠道蠕动才能处于健康、适度的活跃状态，肠黏膜才能高效地吸收铁、钙等营养物质[28]。

可溶性膳食纤维是什么

因为膳食纤维非常重要，所以此处再展开说明一下。

膳食纤维分为以下两种：

- 不溶性膳食纤维；
- 可溶性膳食纤维。

不溶性膳食纤维，顾名思义，是指不能被水溶解，以原本的形态在肠道中移动的膳食纤维。

而可溶性膳食纤维具有可溶于水、有黏性并能吸附糖和脂肪的特性。此外，它还是有益菌在肠道内的食物来源，因为其极具重要性，所以近年来得到了许多研究者的青睐。由于可溶性膳食纤维可以被肠道内的细菌发酵，因此也被称为发酵性膳食纤维。

推荐食用大麦、小麦被制成粉后留下的皮（麸皮）来补充膳食纤维，具体请参考PART2-18中的内容。

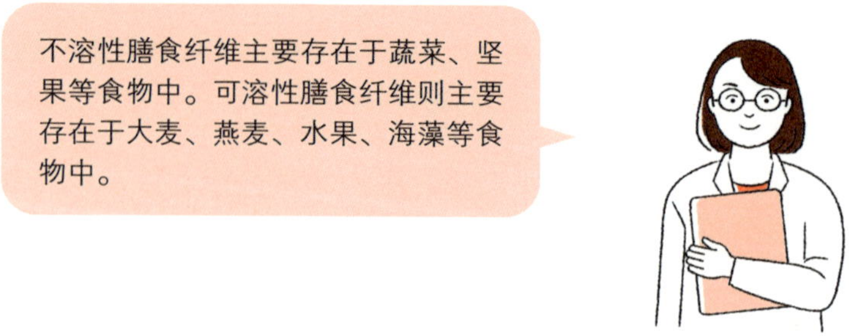

06 将人造黄油、黄油换成橄榄油

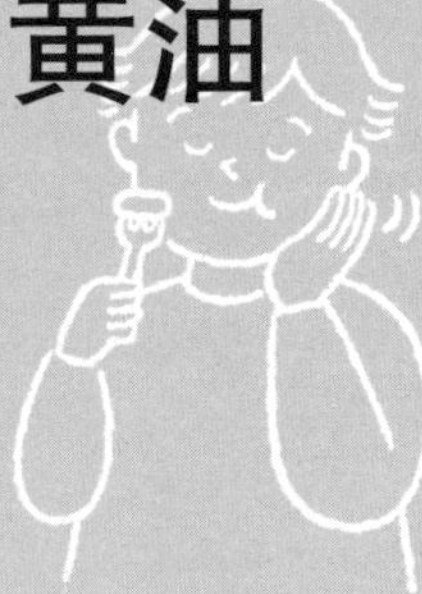

➡ 把不健康的油换成健康的油

数据·事实

- 猪油和黄油含有对身体有害的饱和脂肪酸。
- 橄榄油含有对身体有益的不饱和脂肪酸。
- 人造黄油会伤害血管和器官。
- 如果持续食用高脂肪食品，会缩短寿命。

所以，从儿童时期开始就应该控制高脂肪食品的摄入。

饮食指南

- 橄榄油用于制作热菜也是可以的。
- 油炸食品控制在每月吃1～2次。
- 黄油仅用于调味。

为什么说人造黄油、黄油不健康呢

我们将在常温下呈固体的脂肪（如黄油和猪油）和在常温下呈液体的油（如色拉油）统称为油脂。

油脂可以分为以下两种：

- 有损健康的饱和脂肪酸；
- 具有抑制炎症作用的不饱和脂肪酸。

饱和脂肪酸就像黄油和猪油那样，通常在常温下是固体，主要存在于乳制品和肉类的脂肪中。

人造黄油的生产过程中有一道工序叫作氢化，氢化反应产生的反式脂肪酸进入人体后会扰乱人体正常的新陈代谢，促进“自由基”的产生。而这个自由基能引起强烈的炎症反应，导致我们的血管和器官受到伤害。

黄油的味道非常好，但是摄入过多会增加低密度脂蛋白胆固醇，这是一种坏胆固醇，会导致动脉粥样硬化，大大提高心血管和脑血管堵塞或破裂的风险。

猪油虽然可以让食物酥脆可口，但它对身体有害，是不健康的脂肪。

表　油脂的种类

脂肪酸	
（不饱和脂肪酸） ·常温下大多是液体 ·橄榄油或芝麻油等	（饱和脂肪酸） ·常温下大多是固体 ·黄油或猪油等

为什么说橄榄油有益于身体健康呢

植物油含有大量对身体有益的不饱和脂肪酸，特别是优质橄榄油中的不饱和脂肪酸含量很高。油在加热后容易氧化，而优质的橄榄油即使加热也不易氧化，但仍需避免长时间高温加热。

油的热量很高，仅仅1g油的热量就能达到9kcal，1大勺（约13g）能达到近120kcal。因为它们会囤积在体内，所以要避免食用过量。

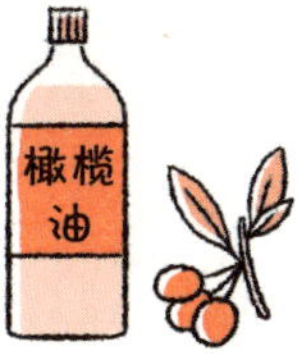
橄榄油

油腻的饮食会导致寿命缩短吗

数据显示，饮食中脂肪含量过高的人寿命更短[29]。现代人的饮食习惯整体来说都是高脂肪饮食。建议先减少吃炸鸡等油炸食品的次数。

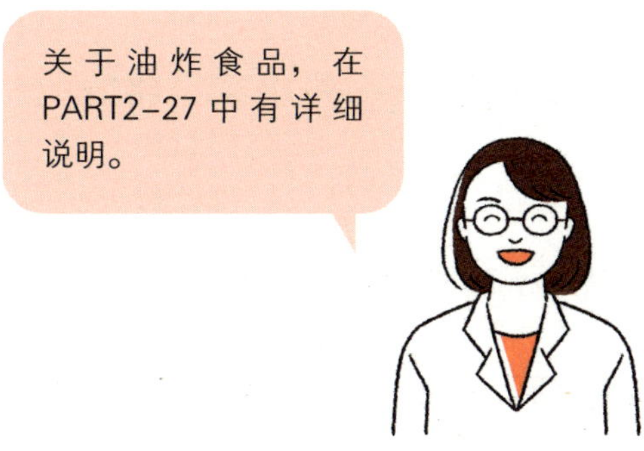
关于油炸食品，在PART2-27中有详细说明。

07 早餐时吃些香蕉、猕猴桃吧

➡ 通过吃有斑点的香蕉、酸口的猕猴桃来保持肠道健康

数据·事实

- 水果中含有较多的果糖。
- 如果吃太多甜的水果，会导致甘油三酯升高。

饮食指南

- 在早餐中加入一些水果，将好的营养素充分利用一整天。
- 选择偏酸的水果。
- 如果想吃甜的水果，那就当作白天的零食来吃。

水果里是否含有大量的糖

水果中虽然含有维生素、矿物质和膳食纤维等对身体有益的成分，但同时也含有果糖。

研究发现，过度摄取果糖会升高甘油三酯的水平，从而容易导致非酒精性脂肪肝[30]。非酒精性脂肪肝会削弱肝脏功能，甚至最终可能发展成非酒精性脂肪性肝炎[31]。最近，小学生患上脂肪肝的情况也并不罕见。另外，果糖的过度摄入还会增加患2型糖尿病的风险[32]。

为什么早上吃水果比较好

早上吃水果最佳，因为它们能转化为一整天的能量并被充分利用。

关于水果的选择，首先推荐香蕉，尤其是皮黄带黑点的成熟香蕉。因为它甜度适中且能提供一定的饱腹感，早餐时吃一点可以增强肠道蠕动，促进排便。

其次推荐猕猴桃，它里面所含的可溶性膳食纤维可以改善肠道环境。有研究表明，食用猕猴桃能增加一种叫作丁酸的短链脂肪酸，丁酸具有免疫调节、抗氧化等作用，对保持身体健康非常重要[33]。

最重要的是早上不要食用太甜的水果。研究表明，食用香蕉可以改善便秘、肥胖和高血压等问题[34-35]。也很推荐李子、西梅，以及抗氧化力非常强的覆盆子、黑树莓、蓝莓等水果。

08 把白砂糖换成甜菜糖或蔗糖吧

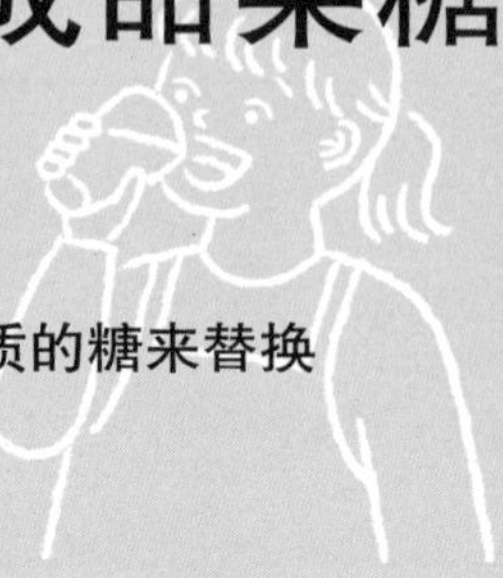

➡ 用稍微能摄取到一点矿物质的糖来替换

数据·事实

- 白砂糖和绵白糖是精炼而成的，所以只是有甜味而已。
- 蔗糖和甜菜糖中含有维生素和矿物质，甜菜糖中还含有低聚糖。
- 黑糖相较于精制糖而言含有更多的矿物质。
- 被误认为对身体有益的黄砂糖，其实只是颜色偏棕色而已。

饮食指南

- 蔗糖、甜菜糖没有什么特殊味道，所以可以和白砂糖一样用于调味。
- 黑糖可以撒在酸奶上，或者用来炖猪肉。

白砂糖对身体有害吗

白砂糖虽说不至于对身体有害，但经过精制后只能单纯提供甜味，不含有维生素、矿物质等营养素。

另一方面，蔗糖和甜菜糖的热量虽与白砂糖一样，但含有维生素和矿物质，尽管含量并不算多。

尤其是甜菜糖，这是一种由类似于大头菜的植物——甜菜制成的糖，含有钾、镁等矿物质，以及一种膳食纤维——低聚糖。

黑糖是由甘蔗汁煮浓后冷却固化而成的，含有钾、钙等矿物质。由于其具有特殊的风味，因此适合撒在酸奶上，或者在做炖猪肉等菜肴时用于去腥，非常实用。

另外，像是将枫糖浆制成颗粒而得到的枫糖、和三盆糖（译者注：和三盆糖是一种日本上等砂糖）这样的非精制糖，也含有矿物质。虽然价格相对高一些，但在制作较高档次的甜品时，也是个不错的选择。

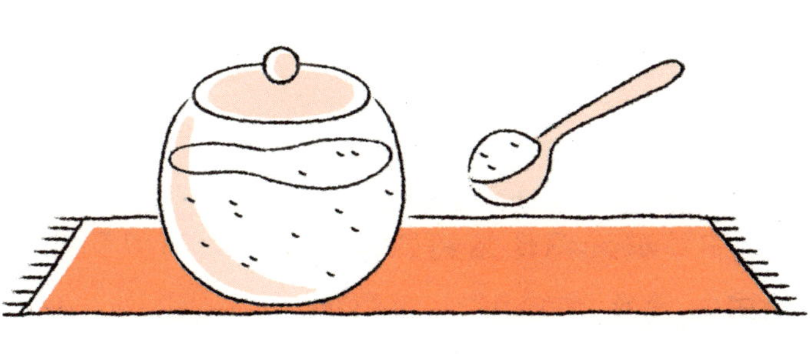

黄砂糖虽是棕色，但并不意味着它很健康

棕色的黄砂糖，常用于制作炖菜和照烧料理。有些人可能会因为它的颜色而误以为“它比白砂糖更健康”，从而使用它。其实黄砂糖呈棕色是因为含有焦糖色素。它和白砂糖一样都是精制糖，并不含有矿物质或低聚糖等成分。

小知识

食品的GI值

你听说过“低GI食品”这个词吗？现在市面上有许多低GI版本的巧克力和点心等产品。这里的GI指的是血糖指数（glycemic index），它是代表碳水化合物被消化吸收转化为葡萄糖时，血糖上升程度的数值。

摄入高GI值的食物会导致血糖急剧上升。为了避免这样的结果，低GI食品被研发上市并受到了人们的关注。

来看一下一些常见食品的GI值吧。农作物等的GI值可能因为生长状况的不同而有所差异，所以仅供参考。

GI值	食品
100	葡萄糖
80～89	法棍面包、烤土豆
70～79	面包（精制面粉）、土豆泥、胡萝卜、南瓜
60～69	白米饭、全麦面包、冰淇淋、蔗糖
50～59	糙米、煮意大利面、煮土豆、香蕉
40～49	黑麦面包、橙子、葡萄、橙汁
30～39	酸奶风味饮料（有糖）、苹果、梨
20～29	牛奶（脂肪含量3%）、无糖酸奶
10～19	花生

来源：关根里惠. 糖尿病**における**栄養食事療法[J]. 心身医学，2019，59(4)：358-362.

09 小沙丁鱼干、小鳀鱼干2大勺

➡ 能同时摄取钙与维生素D

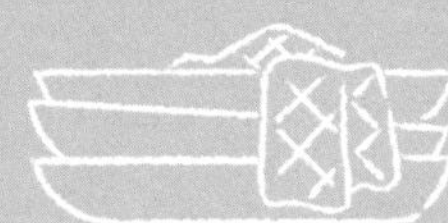

*若有食物过敏，请务必咨询医生

数据·事实

- 日本人普遍**缺钙**。
- 即使摄取了钙，**若缺乏维生素D，也是无效的**。
- 小沙丁鱼干、小鳀鱼干、玉筋鱼、田作(译者注：田作是一种日本传统的小鱼制品，由新鲜的日本鳀幼鱼制成，制作过程中经过腌制、烘干和烹煮，与糖和酱油一起慢煮至入味)都是**既含有钙，又含有维生素D的食材**。

饮食指南

- 尽可能每天都吃。
- 小沙丁鱼干用热水浸泡去除盐分后，也可以用作辅食。

为什么说吃小沙丁鱼干、小鳀鱼干好

水煮小沙丁鱼和小沙丁鱼干使用的是日本鳀和远东拟沙丁鱼的幼鱼。小鳀鱼干是由几种沙丁鱼类的幼鱼混合，将表面干燥成绉绸（译者注：一种有细密褶皱的纺织物）的样子。这两种食材都富含钙和维生素D，所以最好每天都吃。

另外，还建议吃玉筋鱼、田作（日本鳀幼鱼的干燥制品），它们也同时含有钙和维生素D。

下表显示了包括小沙丁鱼干在内的食物中钙和维生素D的含量。

表　三种食材中钙和维生素D的含量

食　　材	钙（每10g食材中的含量）	维生素D（每10g食材中的含量）	用量参考值
水煮小沙丁鱼	19mg	0.42μg	1大勺=约10g
小沙丁鱼干（轻度干燥）	28mg	1.2μg	1大勺=约6g
小沙丁鱼干（半干燥）	52mg	6.1μg	1大勺=约4g

来源：根据女子营养大学出版部《食品成分表（第八版）》制作。

同时摄取钙与维生素D吧

事实上，如果没有维生素D，即使摄入了钙，也起不了什么作用。因此，同时含有维生素D和钙的小沙丁鱼干和小鳀鱼干都是非常好的食材。

建议每天食用约2大勺。

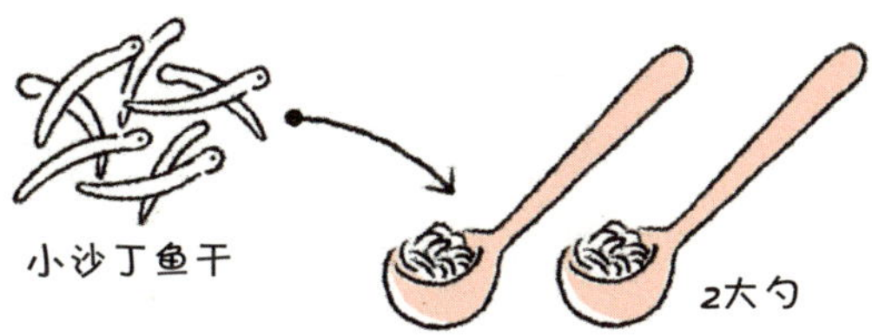

大多数日本人缺钙

在日本，大多数人都缺钙，甚至已经是病态地缺钙了。日本7~14岁的人群每天摄取的钙量是600mg（数据根据2019年日本国民健康和营养调查获得，中位数）。

另一方面，日本厚生劳动省建议的标准值（推荐量）是10~11岁的人群每天摄取732mg的钙（2021年日本营养摄取标准）。由此能看出日本人的钙摄入量是不够的。而且，官方的推荐量只是不至于让人生病的最低限度，但现在日本人的钙摄入量连这个值都达不到。

说到富含钙的食物，许多人会联想到羊栖菜，但即便要吃，也建议每周最多吃1次。因为过量食用会导致砷蓄积在身体里[16-17]。

10 将鲣鱼干当作点缀

➡能轻松补充营养素

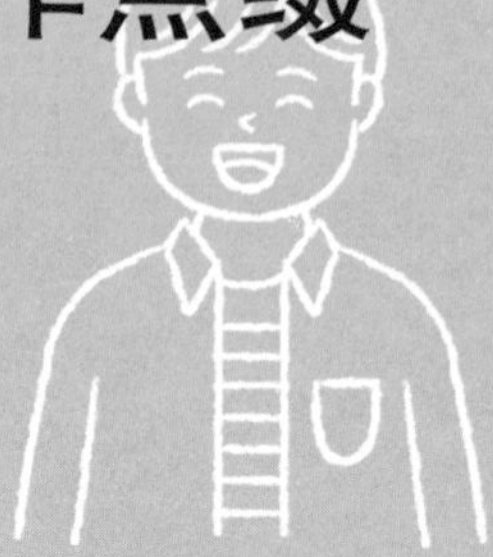

*若有食物过敏，请务必咨询医生

数据·事实

- 鲣鱼干中富含优质蛋白、维生素、矿物质。
- 富含能增强大脑功能的成分。
- 含有鲜味成分——肌苷酸。

饮食指南

- 推荐吃1/2勺。
- 可以当作零食，也可以撒在米饭上，还可以放在汤羹里。

为什么说吃鲣鱼干对身体好呢

鲣鱼干是将鲣鱼煮熟后干燥制成的食品，同时也是蛋白质、维生素和矿物质的来源，是十分优质的食材。即使有些孩子不喜欢吃鱼，但如果刨成鲣鱼片的话，他们往往能接受。这是我非常推荐的食材。

鲣鱼干含有高汤中的鲜味成分之一——肌苷酸。在烹饪时，如果充分利用高汤的味道，即使盐分较少，也容易使人感到“好吃”。这也能达到低盐饮食的目的。

从幼年时期开始接触高汤的味道是非常重要的。这有助于味觉的发育，由于味觉与大脑直接相连，因此在一定程度上也有助于大脑的发育[36]。这里所说的大脑发育是指大脑神经的发育，也就是神经网络通过密集地延伸分支并相互连接，从而增强大脑功能。

为什么对大脑也好

鲣鱼中富含EPA（二十碳五烯酸）。EPA是保护脑神经、增强大脑功能的有效成分[37]。它不仅能提高判断力、记忆力，调节情绪和心情，还能预防皮肤干燥，抑制炎症，以及强化血管[38-39]。

关于吃的量，推荐每日摄入1/2勺。偶尔作为配菜或放在汤里，撒在米饭上，可以作为日常食材来使用。

专栏

孩童时代的“睡眠时间”将决定孩子的未来

有数据显示，日本人的睡眠时间在OECD（经济合作与发展组织）的36个成员国中是最短的（2019年）。这一数据是基于对成人的调查结果，但是成人和儿童的睡眠时间呈正相关，所以我们可以看出日本的儿童也有睡眠时间较短的趋势[40-42]。

虽然仍有一些机制和问题尚未阐明，但是睡眠医学在过去几十年中已经取得了相当大的进步，我们已经知道保证儿童时期的睡眠时间是非常重要的。研究表明，充足的睡眠可以更好地促进大脑的高级功能（如判断力等）、情绪、情感控制等方面的发育。此外，如果睡眠时间不足，会导致学习成绩下降，甚至引发肥胖。

光是睡觉就能变聪明，性价比真高啊。所以请务必管理好孩子的睡眠时间。这样父母们也能早点休息，一举两得。

表　按年龄划分的睡眠时间参考值

年　龄	推荐适宜时长（小时/天）	可能适宜范围（小时/天）[42]
婴儿（4～12个月）	12～16	10～18
幼儿（1～2岁）	11～14	9～16
学龄前儿童（3～5岁）	10～13	8～14
学龄儿童（6～12岁）	9～12	7～12
青少年（13～17岁）	8～10	7～11

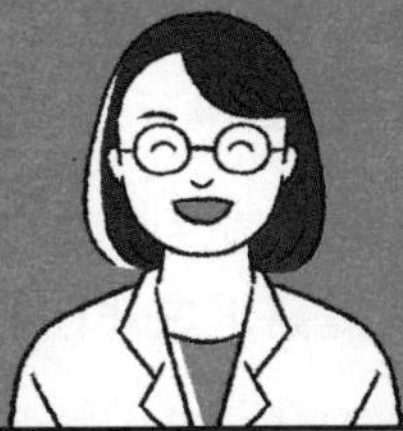

PART

2

日常实践

30个让孩子吃得更健康的技巧

11 每餐都保证吃2种蛋白质

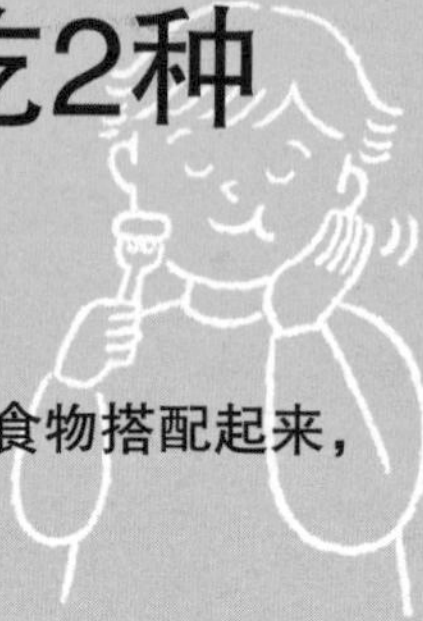

➡ 只要将动物性食物和植物性食物搭配起来，就能提高蛋白质的摄取效率

*若有食物过敏，请务必咨询医生

数据·事实

- 豆腐（植物性食物）中所含的蛋白质大约为7%，而肉、鱼（动物性食物）中所含的蛋白质大约为25%。它们之间相差约4倍。
- 如果只摄入豆腐和纳豆等植物性食物，那么蛋白质代谢时所必需的B族维生素便会不足。

饮食指南

- 每餐摄取一手掌大小的蛋白质食物最为理想。
- 同时吃鸡蛋、肉类、鱼类和大豆类（豆腐、纳豆等）。
- 因为体内没有蛋白质的储备库，所以每餐都应该摄入蛋白质。

需要摄入多少蛋白质才算理想状态呢

许多人认为蛋白质等同于大豆食品。的确，豆腐和纳豆是优质的蛋白质食物，但它们也不足以提供一餐中所需的蛋白质。

豆腐和纳豆等植物性食物中的蛋白质含量其实并不高，豆腐约为7%，纳豆约为16%。它们的蛋白质含量并不像想象中的那么多。

而鸡蛋、肉类、鱼类等动物性食物，它们的蛋白质含量达到了重量的20%～30%。与植物性食物相比，食用动物性食物能更好地摄取蛋白质。

当我在出诊时嘱咐患者“好好摄取蛋白质”时，经常会被他们问道：“那我应该吃多少呢？”我通常建议每餐搭配动物性食物和植物性食物，摄取一手掌（到指尖）左右的蛋白质食材。由于蛋白质不能在体内直接储存，所以应尽可能地每餐都摄取一些。对于普通健康成年人来说，每日建议摄入1.0～1.2g/kg体重；对处于生长发育的孩子而言，则建议每日摄入1.2～1.5g/kg体重。

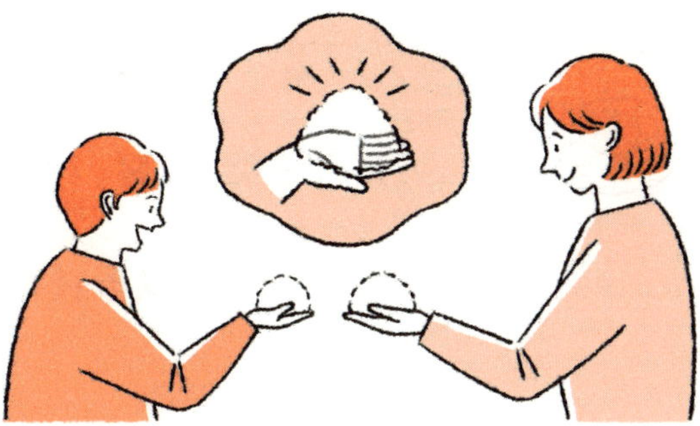

如果只吃豆腐和纳豆会如何

肉类等动物性食物不仅含有丰富的蛋白质，还含有B族维生素。B族维生素参与造血过程，并维持大脑功能。

我在诊所经常会遇到素食者或纯素食者患者，他们普遍存在因为B族维生素不足而引起的贫血（巨幼红细胞贫血）。如果这种状态恶化，可能会导致注意力下降、记忆力减退，甚至出现认知障碍。仅这一点便能说明B族维生素是维持大脑功能不可或缺的物质[43-44]。

所以，在摄取植物性食物时，也要摄取含有B族维生素的动物性食物，例如肉类和鱼类。

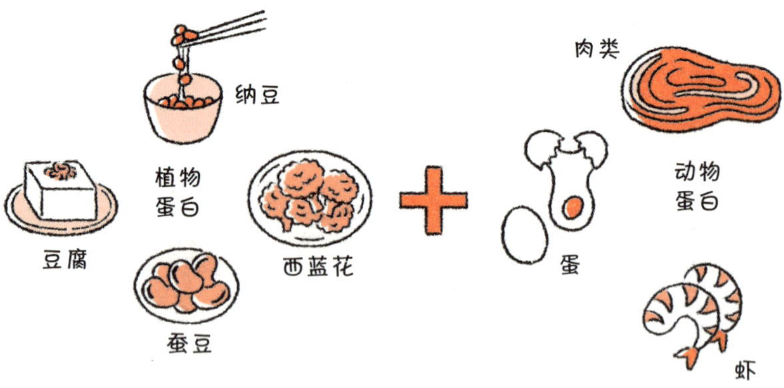

12 选择希腊酸奶

➡ 即使在忙碌的清晨也要摄入蛋白质

*若有食物过敏，请务必咨询医生

数据·事实

◆ 希腊酸奶是高蛋白的食品。

◆ 普通酸奶中的脂肪大部分是饱和脂肪酸，易引起体内炎症，因此不建议食用。

饮食指南

◆ 希腊酸奶不是特别酸，即使无糖也并不难吃。

◆ 推荐早餐时吃。

◆ 如果与高蛋白麦片一起吃，可以摄取更多的蛋白质。

◆ 小学生的参考食用量约为110g。

用方便快捷的希腊酸奶当作早餐再合适不过了

早上总是很忙碌，很难挤出时间做早餐。希腊酸奶这种不用花时间的即食高蛋白食品就帮了大忙。早餐摄取充足的蛋白质对身心都非常重要。它可以提高你一天的工作效率，让你减少与他人的冲突[3]。

它还有助于抑制饥饿激素（食欲激素）的分泌。饥饿激素是身体在感到饥饿时分泌的一种叫“胃饥饿素”的激素。当血液中分泌的胃饥饿素刺激大脑时，人就会感到“饿”。如果早餐中摄取了足够量的蛋白质，就会分泌更多的饱腹激素[45]，从而令你减少一天中无用零食的摄入。对于小学生，希腊酸奶的摄入量建议在110g左右。

选择乳制品的原则是“零脂”和“低脂”

乳制品中的脂肪主要是饱和脂肪酸，易引起体内的炎症，因此，推荐零脂或低脂的乳制品。但对于健康人群而言，适量食用全脂乳制品是安全且可能有益的。

当发生炎症时，我们会感到肿胀和疼痛，这是身体的一种防御反应。然而，有时在没有自觉症状的情况下，体内的“炎症物质”却在增加，这可能会导致“炎症反应”，并造成细胞层面的损伤。这种情况甚至可能发生在大脑内。

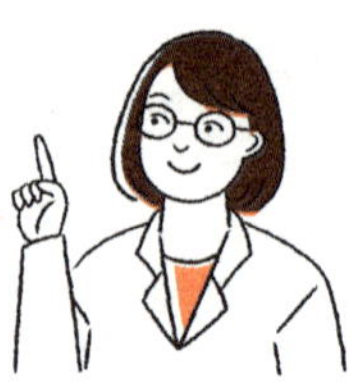

13 需要补充蛋白质时，可以吃蛋白粉

➡能迅速补充蛋白质

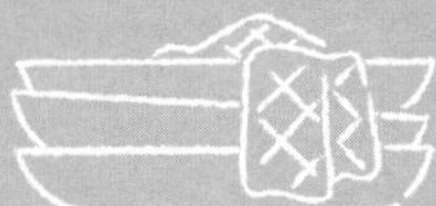

数据 · 事实

◆ 蛋白粉是一种为了高效摄取蛋白质而加工制成的营养补充食品，呈粉末状。

◆ 选择对儿童安全可靠的无添加剂的蛋白质粉。

◆ 高野豆腐粉（译者注：高野豆腐是指将豆腐冷冻后低温熟成，最后干燥保存的豆制品）和豆渣粉也是高蛋白食品。

饮食指南

◆ 在制作煎饼、大阪烧等食物时可加入蛋白粉，也可将其直接混入麦片中。

蛋白粉对儿童也友好吗

一提到蛋白粉，人们首先可能会想到这是健身人士食用的。但其实儿童也是可以安全食用的，它可以帮助身体高效摄取蛋白质。

然而，市面上售卖的蛋白粉通常含过多的添加剂。购买时，请仔细确认是否为儿童可食用的类型，安全无添加并且不含有过敏原（引发过敏的物质）的产品才可以选择，即使是面向成人出售的也没关系。

我一直希望能有一种真正安全又高蛋白的食品，因此我自己设计了一款无添加、无过敏原、蛋白质含量为82%的蛋白粉。只需要在味噌汤中加入1大勺就可以了，特别方便。

高野豆腐粉和豆渣粉也是高蛋白食品

除了蛋白粉以外，最近超市里也在售卖“高野豆腐粉”，就是用高野豆腐磨成的粉。还有“豆渣粉”，就是将豆渣做成粉状。

它们本身就是大豆制品，再加上高野豆腐和豆渣每100克中的蛋白质含量很高，所以非常推荐。

高野豆腐粉中的蛋白质作为“难消化性蛋白质”会在肠道中起作用。也就是说，虽然是蛋白质，但在消化的过程中不易被完全分解，一部分在未消化的状态下可直达肠道，起到和膳食纤维一样的功能，是十分优质的食物。

14 注意补锌

➡ 有意识地摄取不易吸收的矿物质

数据·事实

- 儿童普遍缺锌。
- 缺锌会导致皮肤炎、口腔炎和脱发。
- 缺锌会降低免疫力，因此更容易导致感染，也更容易引起生长发育障碍。
- 缺锌与抑郁、焦虑也有关联。

饮食指南

- 生蚝是含锌量较高的食材之一，烹饪方式根据喜好选择即可。
- 沙丁鱼、鳗鱼、海藻、毛豆和芝麻等食物也含有锌，将它们加入你的食谱中吧。

每10名儿童中就有1～2人已经严重缺锌了

在某项研究中，发现大约有13%的儿童缺锌。这意味着每10名儿童中就有1～2人缺锌[46-47]。

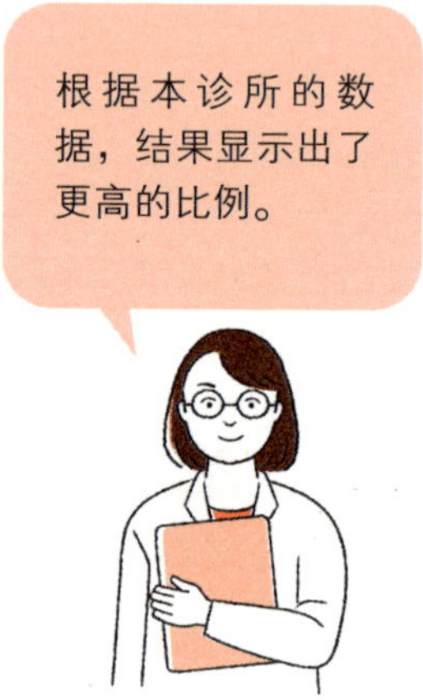

缺锌的问题不仅局限于儿童，日本人的锌摄入量普遍不足[48]。铁、锌等矿物质，一般很难从食物中吸收，仅靠饮食改善可能需要数月甚至数年，而且效果可能也不理想。如果验血时发现缺锌，通过服用补锌的药物或营养剂也能得到改善。

缺锌意味着什么

一旦缺锌，可能会导致皮肤炎、口腔炎、脱发等问题[22]。在我的诊所中，通过验血发现，越是缺锌的患者越容易出现脱发的症状。随后，我给他们开药补充了足够的锌，逐渐治好了他们的脱发。

另外，有多组数据显示，缺锌和抑郁、焦虑有关[23]。此外，锌也与骨骼的生长有关，缺锌可能会影响生长发育。

如此可见，缺锌易引发多种问题。如果担心缺锌，就去验血检查一下吧。

锌含量高的食物——生蚝

如之前谈到的一样，通过食物来改善缺锌问题实在是太慢了。作为预防措施，在身体严重缺锌前，就应该积极地通过饮食来摄取锌。

锌含量很高的食物是生蚝。如果正好购买了，就做成喜欢的菜肴并享用吧。

除此之外，鳗鱼、沙丁鱼、海藻、毛豆和芝麻等食物也富含锌，请将其加入你的食谱中吧。

\小知识/

关于食物的搭配

我们知道，如果同时摄入锌和绿茶、咖啡、麦片或豆类，会降低锌的吸收率。然而，过度担心吸收问题反而会影响日常饮食。

是否缺锌可以通过验血来检查，如果发现缺锌了，那就通过调整饮食来补锌。通过充分摄取含锌的食物可以预防缺锌。正如我们在前面介绍过的，从“每天都吃1大勺芝麻碎”等简单易行的方法开始就好。

15 要吃鱼，就吃青皮鱼

➡ 可以摄取到丰富的 ω-3脂肪酸

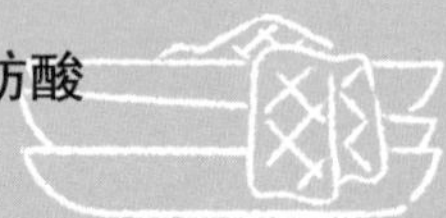

*若有食物过敏，请务必咨询医生

数据·事实

- 深海鱼类中富含的DHA、EPA相当重要。
- 自2006年以来，与肉类的消费情况相反，日本人的鱼类消费持续减少。
- 患ADHD（注意缺陷多动障碍）的儿童，往往体内DHA、EPA含量偏低。

饮食指南

- 新鲜的鱼是最好的。鱼干因为含盐更多，所以是次佳选择。
- 如果吃罐头鱼，每周不要超过1次。
- 吃大量的鲣鱼片或水煮小沙丁鱼，如果是小沙丁鱼干，每天都可作为配菜或者撒在米饭上吃。
- 选择杏仁小鱼干、沙丁鱼脆片等作为零食。

为什么吃青皮鱼好呢

青皮鱼（沙丁鱼、竹荚鱼、鲭鱼、秋刀鱼、金枪鱼等）富含DHA（二十二碳六烯酸）和EPA（二十碳五烯酸）。

青皮鱼中的脂肪（脂肪酸）被称为多不饱和脂肪酸，对身体有益。DHA和EPA属于这些多不饱和脂肪酸中的ω-3系。

多不饱和脂肪酸是必需脂肪酸，也就是说，如果不摄取它们，就无法保持身体的健康。它们可以抑制身体的炎症反应，预防动脉粥样硬化。

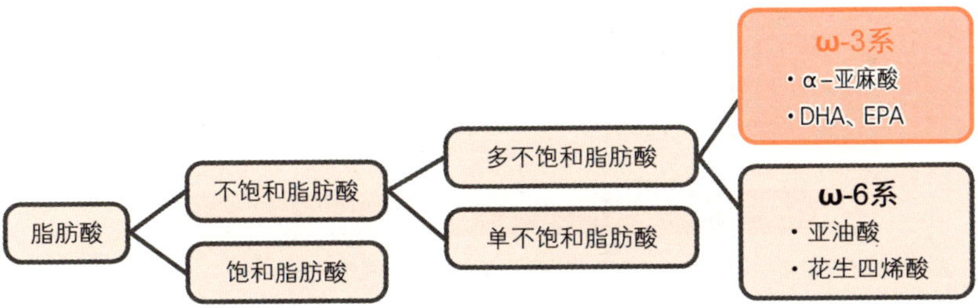

有研究结果表明[49]，DHA、EPA具有保护大脑神经的作用，这些物质含量要是低了，就会出现以下症状：

- 焦虑感增强；
- 注意力降低，难以平静下来。

另外，也有研究表明，在婴幼儿时期吃鱼较多的儿童在日后的认知表现、阅读表现和专注力方面表现更佳[50]。还有研究证明，吃鱼有滋润皮肤、抑制炎症的作用[51]。建议尽可能多地摄入这类食材。

想要摄取DHA、EPA该怎么做呢

虽然肉类中也含有少量的DHA、EPA，但还是建议选择鱼类。部分鱼类中的DHA含量如下。

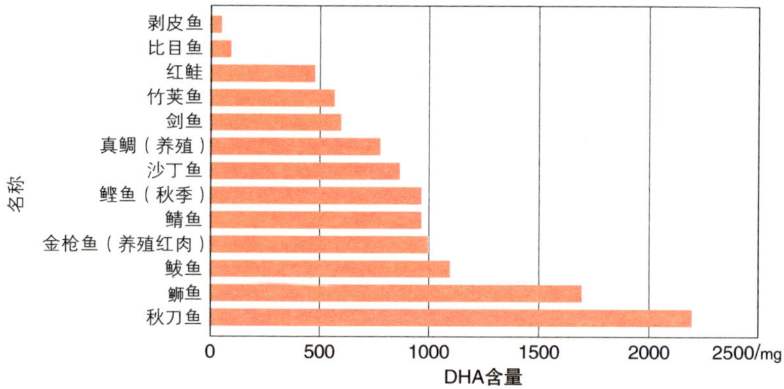

图　DHA含量的对比［取可食用部分100g（生重）］

来源：根据女子营养大学出版部《食品成分表（第八版）》制作。

据研究得知[52]，鱼类中DHA、EPA的比例在以下情况下会有下降：

- 烤制、煎制后，DHA保留率约85%，EPA保留率77%～87%；
- 油炸后，DHA保留率约58%，EPA保留率约51%。

由于DHA和EPA是脂肪，所以温度越高、时间越长，它们就越容易氧化变质。因此，最好尽可能吃新鲜的鱼，并在烹饪后立即食用。

通过吃生鱼片来增加鱼类的摄入，当然对身体是有益的。只是，仅凭吃生鱼片来达到100g鱼肉的摄入量也许比较困难。所以这种情况下，应该搭配一些其他类型的蛋白质，作为配菜一起食用。

另外，从低盐饮食的角度来看，吃生鱼片时要注意不要蘸太多酱油。

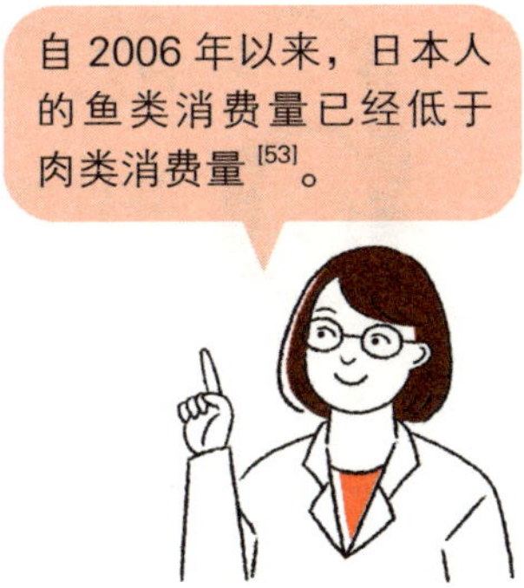
自 2006 年以来，日本人的鱼类消费量已经低于肉类消费量[53]。

ADHD与ω-3有何关联

为患ADHD（注意缺陷多动障碍）的儿童进行验血检查时，通常会发现他们的ω-3数值偏低。有多项研究表明，通过液体或胶囊补充ω-3，能够缓解症状。在这种情况下，没有副作用让人很安心[54]。

在英国和中国台湾的一项联合研究中，研究人员将约100名被确诊为ADHD的儿童分为了A组和B组。

- A组儿童每天摄取1.2g的EPA油。
- B组儿童摄取的是非EPA的安全油（外观上无法区分）。

经过3个月的摄取，A组儿童的ADHD特征在统计学上有显著的改善。

然而，像其他疾病或不适一样，ADHD的程度也有轻有重，所以，并不是所有人都会得到同样的结果，这一点需要明确。

16 吃1小勺亚麻籽油、紫苏油

➡ 特别推荐给不爱吃鱼的孩子

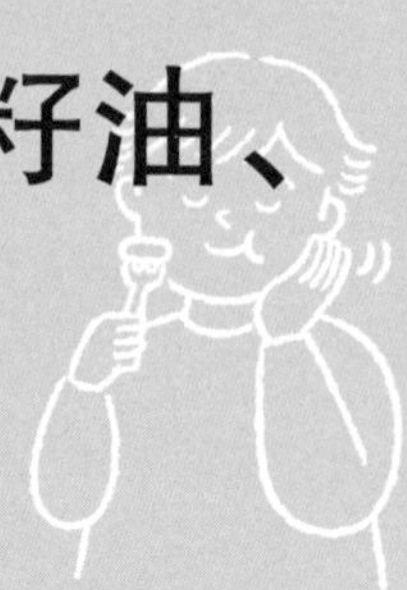

数据·事实

- 亚麻籽油、紫苏油都属于植物性的ω-3系油脂。
- 对心脏、血管、神经的保健效果值得期待。
- 虽然它们是对身体有益的油，但热量很高。

饮食指南

- 每天只吃1小勺即可，注意不要摄入过量。
- 不要加热，直接食用。
- 可以加到味噌汤、拌菜中，或者淋在沙拉上。

为什么亚麻籽油、紫苏油有益于身体健康呢

当谈到ω-3，可能有人会想到DHA和EPA，而亚麻籽油和紫苏油含有的并不是DHA和EPA，而是α-亚麻酸（ALA）。正如在PART2-15中提过的，DHA和EPA是鱼类含有的ω-3系油脂，ALA是植物中含有的ω-3系油脂。

对于那些不喜欢吃鱼，同时也无法吃DHA和EPA营养补充剂的孩子，可以选择让他们吃没有腥味的亚麻籽油和紫苏油。

需要摄入多少量才算理想状态呢

虽然对身体有益，但因为亚麻籽油和紫苏油也是油，每克油的热量有9kcal。1小勺（约5g）的热量大约为45kcal，所以不要摄入过量，每天1小勺即可。

如果加热，油脂会很快氧化，变成对身体有害的物质，所以不用加热直接食用就好。

\小知识/

根据个人喜好选择即可

亚麻籽油是用亚麻的植物种子制成的，而紫苏油是由唇形科植物紫苏的种子制成的。它们都富含一种人体无法自身合成的名为α-亚麻酸的必需脂肪酸。与亚麻籽油相比，紫苏油含有稍微多一些的α-亚麻酸。

二者差别不大，根据个人喜好选择即可。

17 选择高汤粉

➡ 培养味觉的同时，也能摄取蛋白质

数据·事实

- 高汤中包含了氨基酸等多种成分，有益于味觉和嗅觉的形成。
- 灵活使用高汤能够达到低盐的效果（即使减少20%的盐也依然美味）。

饮食指南

- 使用高汤粉可以轻松烹饪。不仅可以用于汤类，还可用于其他菜肴。
- 也可以使用高汤包。

为什么说高汤对身体好

高汤中富含鲜味成分——氨基酸和核苷酸。高汤中的三大鲜味成分是：

- 谷氨酸（海带高汤中含量丰富）；
- 肌苷酸（鲣鱼高汤中含量丰富）；
- 鸟苷酸（蘑菇高汤中含量丰富）。

将这些成分组合使用可以使鲜味成分的含量倍增。

另外，高汤也有很多种类，包括杂鱼干高汤、小鳀鱼干高汤、飞鱼高汤、扇贝高汤等。

可以根据自己的预算，使用多种高汤来增加孩子接触到的味道的多样性。当然，使用高汤粉或高汤包也是可以的。

我在PART 1-10里已提到，味觉是直接和大脑连接的，体验各种味道在一定程度上能刺激大脑的神经。神经受到反复、有效的刺激，会促使神经细胞相互连接得更紧密。这样做有益于大脑的发育。

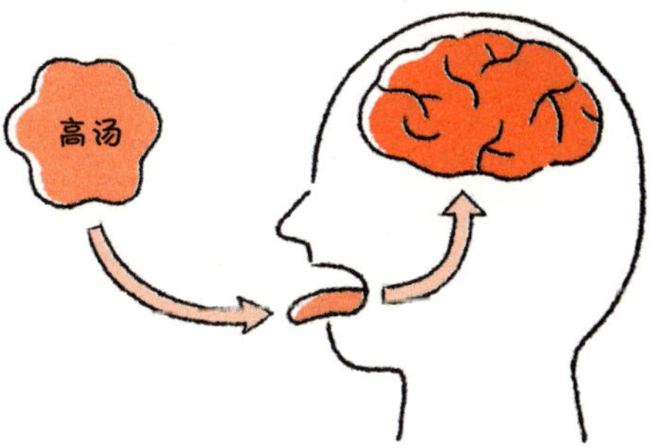

使用高汤就能实现低盐吗

鲜味属于五大基础味道之一。另外四个是咸味、酸味、甜味和苦味，它们合起来统称为基础五味。

当高汤发挥作用时能增强鲜味，因此即使减少盐分，也能品尝到鲜美。

不仅可以使用“纯鲣鱼高汤”或“纯蘑菇高汤”这样的单一高汤，也可以试试“鲣鱼和海带”或“杂鱼干和贝类”等各种组合的高汤。这样既能增加鲜味，又能减少盐分的摄入，并且依旧可口。

除了做汤和炖菜，高汤也可用于增加其他菜肴的风味

在我家，除了味噌汤和炖菜，其他菜品中也使用了很多高汤粉。当做包含大量蔬菜、肉类和海鲜的大阪烧时，同样会放入大量高汤粉。还可以把高汤粉加到意大利面中。另外，把海带高汤粉撒在鸡肉上烤，即使不加盐，也能做出非常美味的鸡肉料理。仅仅是把高汤粉撒在卷心菜之类的蔬菜上，轻轻搅拌一下，便能做出一道可口的菜肴。

此外，还可以将高汤粉加在煎蛋里，或是加在米饭中同煮，有许多不同的用法。请一定要试试各种各样的高汤粉。

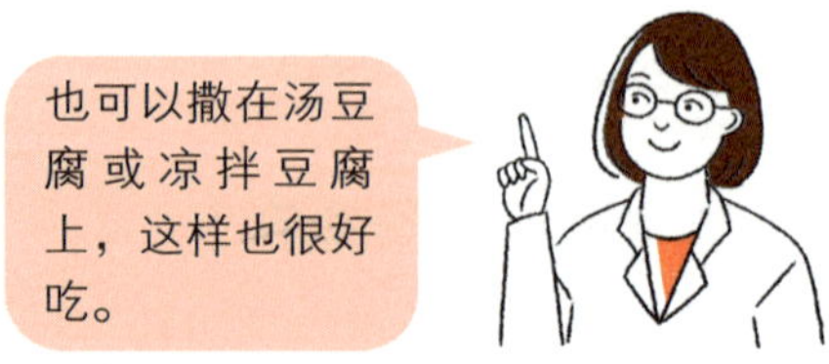
也可以撒在汤豆腐或凉拌豆腐上，这样也很好吃。

18 在选择麦片时，可以选择大麦、小麦麸或燕麦

➡ 利用膳食纤维保持肠道健康

*若有食物过敏，请务必咨询医生

数据·事实

- 大麦、小麦麸、燕麦都富含膳食纤维。
- 几乎所有年龄层的日本人都缺乏膳食纤维。
- 膳食纤维在免疫系统和大脑功能中扮演着重要的角色。

饮食指南

- 将麦片作为早餐的固定搭配。
- 可以在这些麦片里加入燕麦奶或杏仁奶。

无论是成人还是儿童，都存在膳食纤维不足的问题

2019年，日本人每天的膳食纤维摄入量为17.5g（中位数）。在7～14岁的人群中，这一数值为16.7g（中位数）（以上数据均来自日本国民健康营养调查报告）。这个量相当少。

1951年前后成人每日的膳食纤维摄入量为23g，所以不难看出，人们膳食纤维的摄入量正在逐渐减少。

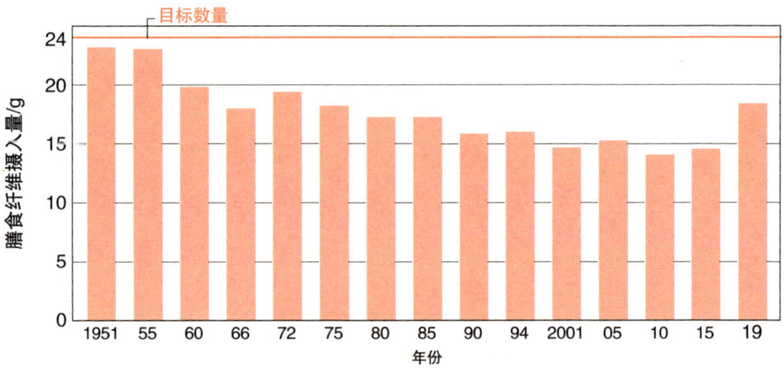

图　膳食纤维摄入量的变化

来源：根据日本膳食纤维研究会志，1997，第1卷第1期，以及国立健康营养研究所的《营养素等摄取量 膳食纤维摄取量的平均值和标准偏差的年度变化（按性别和年龄段划分）》制作。

在2020年版的日本饮食摄入标准中，建议成人每天的膳食纤维摄入量应该超过24g。但是，正如我刚才所说，现在成人每天只能摄入17～18g。因为设定过高的目标实现的可能性很小，所以现在的目标量被设定为：

- 10～11岁的儿童应摄入13g以上；
- 成年女性应摄入18g以上，成年男性应摄入21g以上。

试着换掉平时吃的麦片吧

或许你已经意识到自己的膳食纤维摄入量不足，那么，应该怎么做才好呢？

可以尝试将早餐的麦片换成大麦、小麦麸或者燕麦中的一种，或者只是在你平时吃的麦片里加入这些，都有效果。

大麦麦片，顾名思义，是以大麦为主要原料的麦片。

小麦麸也被称为小麦糠，是指小麦粒的表皮部分。它不仅含有膳食纤维，还含有一部分维生素和矿物质。

燕麦片是将燕麦去壳后加工制成的，便于烹饪。当你吃这些麦片的时候，建议加入一些燕麦奶或杏仁奶，这样可以进一步提高营养价值。

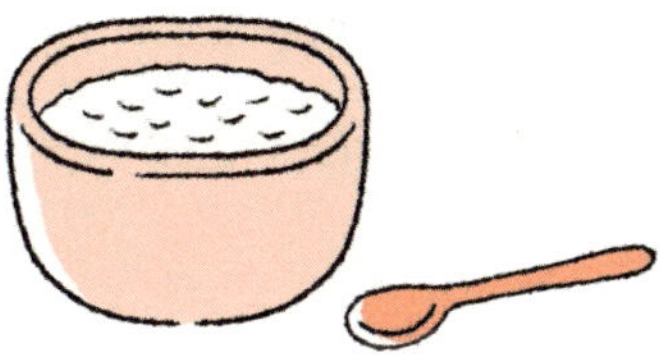

就像我在PART1-05中提过的那样，膳食纤维分为两种：

- 不溶性膳食纤维；
- 可溶性膳食纤维。

肠道菌群中有一些有益于我们身心健康和大脑健康的有益菌，还有一些被认为是有害的有害菌，以及一些根据情况改变行为的中性菌（最近的研究表明，有益菌和有害菌的界限正在变得模糊）。要增加有益菌，就需要摄入可溶性膳食纤维，而大麦和燕麦中尤其富含这种膳食纤维。

70%的免疫功能在肠道中发挥作用

许多人认为膳食纤维的主要功能是预防便秘，但这绝对不是其唯一的作用。膳食纤维对免疫系统也起着重要的作用，特别是如果从小就养成摄取膳食纤维的习惯，会对终生的健康有很大的帮助。

我们的肠道中有大约1000种、38万亿个肠道菌，这比人体的细胞数量——30万亿还要多。

在这些肠道菌中，有益菌对人体的健康是必不可少的，而膳食纤维是有益菌的食物。

如果有足够的膳食纤维，有益菌就会活跃起来，我们肠道上的免疫细胞就会更好地维持免疫平衡。顺便说一下，人体大约70%的免疫细胞分布在肠道黏膜相关淋巴组织中。

然而，最近的研究发现，有益菌并不总是做好事，有害菌也并不总是绝对坏。肠道的世界真是深奥无比。

小知识

膳食纤维对大脑也十分重要

通过神经和血液，肠道菌群的代谢物（产生的物质、分泌的物质）被运送到大脑，从而影响大脑的功能。这就是为什么当肠道菌群失调时，情绪和心情会受到影响。这被称为“肠-脑”相互作用。

19 市售的蔬菜粉非常实用

➡ 对于不喜欢吃蔬菜的孩子，蔬菜粉十分有帮助

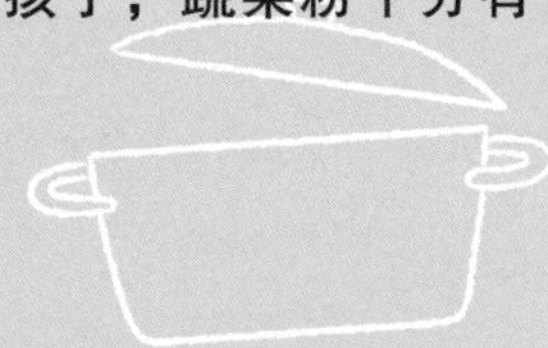

数据 · 事实

- 利用蔬菜粉，可以直接摄取蔬菜中含有的维生素、矿物质和膳食纤维。
- 即使是不喜欢吃蔬菜的孩子，也可以毫无抵触地接受。

饮食指南

- 选择使用有机蔬菜制作的蔬菜粉。
- 因为是已经加热处理过的，所以可以直接用于辅食。
- 可搭配汤、小吃、配菜食用。

推荐蔬菜粉给不喜欢吃蔬菜的孩子

我想应该有很多人会为孩子不喜欢吃蔬菜而烦恼吧。如果是这样，可以试试蔬菜粉。菠菜、小白菜、胡萝卜等孩子不喜欢的蔬菜都可以被制成粉末，混入饭菜中，就可以不被察觉地让孩子摄取到了。

不方便烹饪的牛蒡也可以做成粉末。据研究，摄取牛蒡粉可以改善肠道菌群[55]。

目前，还没有针对儿童使用蔬菜粉的临床研究，因此虽然无法断言，但每天摄取3～4g（1小勺多）应该还是有效果的。

可以完全摄入有机蔬菜的营养素

蔬菜粉最大的魅力无疑是无须清洗或加热，就可以直接摄取蔬菜的营养素。如果可能的话，建议购买无农药、有机蔬菜的蔬菜粉。

蔬菜粉是经过蒸煮加热处理后制成的粉末。通常可能会被丢弃的蔬菜皮部分也可以被全部摄取，所以无农药类型更让人放心。

即使是这样，如果不熟悉的话，也可能会迷茫，不知如何使用。采取的方式主要有两种："混入"和"撒在上面"。下面我举例说明如何使用，希望对你有所帮助。

蔬菜粉的使用方式如下：

- 混入汉堡肉中；
- 混入咖喱、炖菜，以及味噌汤等汤类食品中；
- 混入麦片中；
- 混入制作煎饼或饼干等的面团中；
- 混入即食食品中；
- 撒在冰淇淋上；
- 也可以用于辅食。

在将蔬菜粉混入炖菜等食物中时，为了防止高温导致其变质，建议在烹饪完成后关闭火源，然后在盛菜前混入。如果温度在50～60℃，营养价值应该不会损失太多。

对于颜色较深的蔬菜粉（如菠菜或紫薯等），如果将其加入平时吃的煎饼或饼干中，会让食物的颜色丰富起来。调整加入的量，可以享受不同色彩带来的变化。

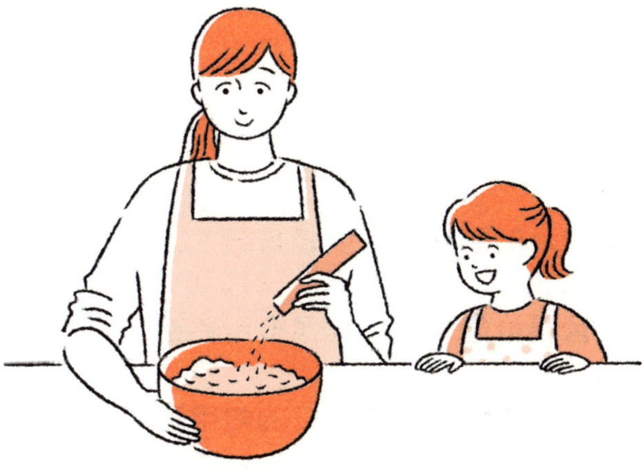

20 每天都想吃的蘑菇与海藻

➡ 能摄取到膳食纤维

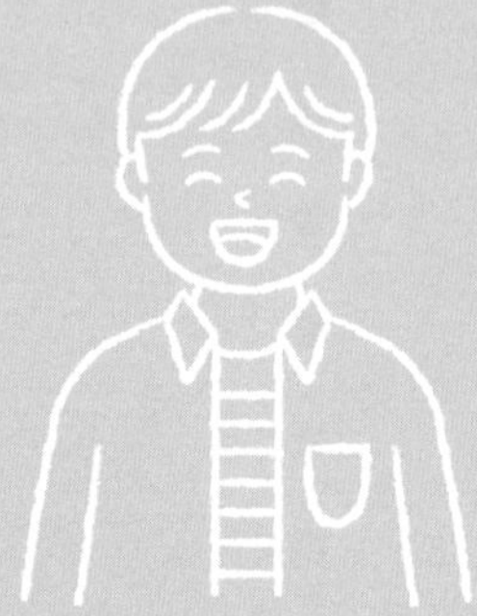

*如患有甲状腺疾病，海藻的摄入请谨遵医嘱。

数据·事实

- 蘑菇和海藻都是富含膳食纤维的食材。
- 蘑菇中的 β-葡聚糖可以激活免疫系统。

饮食指南

- 作为味噌汤的配料，可以轻松摄入。
- 从综合营养价值来看，推荐食用香菇。
- 海藻可以作为醋拌菜或沙拉的常用配料。

为什么说蘑菇和海藻对身体有益

蘑菇的细胞壁中含有丰富的β-葡聚糖，它是一种膳食纤维。研究表明，这种β-葡聚糖具有增强免疫力的作用[56]。

海藻也富含膳食纤维，把它做成味噌汤或醋拌菜之类的家常菜吧。正如我在PART1-05和PART2-18中所提到的，膳食纤维是一种对免疫系统、肠道、皮肤、大脑等都有益的重要营养素。

需要补充的是，海藻中含有碘。碘是合成甲状腺激素的原料。虽然许多国家都在担心碘摄入不足，但在日本和韩国，人们从日常食物中就能摄取到碘。然而，这并不都是好事。摄入过量的碘可能会影响甲状腺的功能。特别是海带和绿藻都含有大量的碘。所以，一切都要适度，保持平衡很重要。如果有正在接受甲状腺疾病治疗的读者，请遵医嘱。

\ 小知识 /

皮肤和肠道间的密切关系

皮肤和肠道之间的密切关系在研究中被称为“肠-皮轴”。

如果肠道状态不佳，会反映在皮肤上；反之，如果皮肤状态恶化，肠道状态也会变差[57]。

全世界的研究者都在推进肠道与皮肤的研究。在日本，庆应义塾大学的教授们发表了关于皮肤银屑病和肠道病的开创性研究[58]。通过摄取益生菌和膳食纤维来保养肠道健康，也会对皮肤产生良好的影响。

21 可适量吃腌菜

➡ 能保持肠道健康

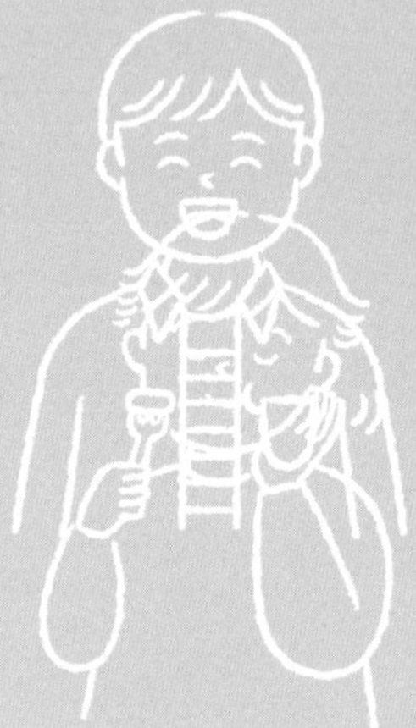

数据·事实

- 虽然腌菜给人一种盐分很多、不太健康的印象，但它们其实富含极有用的成分。
- 腌菜既含有益生菌，又富含膳食纤维，是促进肠道健康的食物。

饮食指南

- 推荐米糠酱菜、腌萝卜和辣白菜。
- 选择低盐的类型。
- 既可以直接作为配菜，也可以用作沙拉或火锅的配料。

腌菜的盐分这么多没问题吗

可能会有人说："给孩子吃腌菜，担心盐分过高……"确实，有些腌菜的盐分含量很高，最好少吃。盐分会在体内引发炎症[59]，因此建议选择低盐的腌菜。自制时也请注意不要放过多的盐。盐分适度的标准为盐的重量约占食材总重量的6%。

为什么说腌菜好呢

从专业角度来说：

- 有益菌 = 益生菌；
- 有益菌的食物 = 益生元；
- 含有有益菌及其食物的物质 = 合生元。

同时包含有益菌和膳食纤维的米糠酱菜、腌萝卜和辣白菜都属于合生元。纳豆也具有合生元的功能。

我已经反复强调过，只有同时摄取益生菌和它们的食物——可溶性膳食纤维，才能使其发挥作用。因此，同时具有这两种物质的腌菜是非常优质的食品。适量食用，可调节肠道环境，改善皮肤状况。

下图显示的是千层萝卜泡菜从开始制作以来的天数和乳酸菌数量之间的关系。

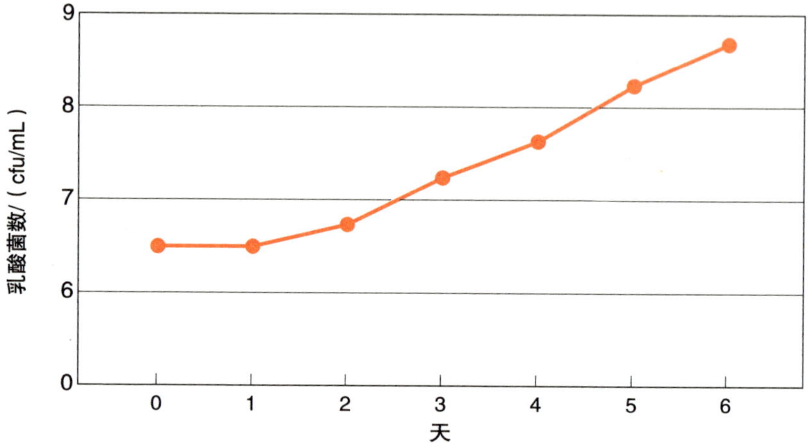

图 千层萝卜泡菜的乳酸菌数变化

参考资料：上野義栄，等. 生物工学会誌[J]. 2007，85：109–114.
来源：宫尾茂雄. 漬物の健康機能性[J]. 野菜情報，2020（6）：1–8.

如果原料中含有明矾，请注意

市面上出售的腌菜有些含有明矾，这是一种能改善食品脆度的添加剂，成分中有铝。

铝可能会影响神经的生长发育，所以不建议儿童过量食用[60]。

明矾也可能会被用于烘焙粉、沐浴盐、止汗剂等产品的制作。所以请确认好产品成分表再进行购买，如果对此有所顾虑，可以选择无铝的产品。

22 每天喝 2 碗味噌汤也可以

➡ “味噌汤的盐分过多”已经是过去的事情了，现在可以期待它的多种功效

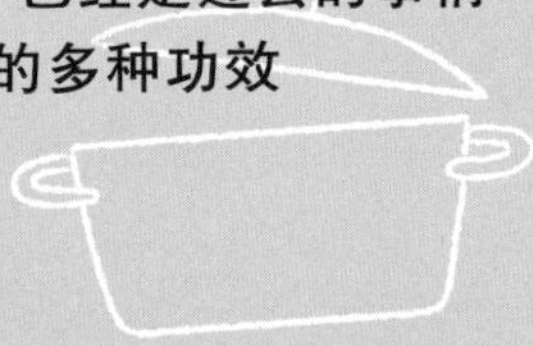

数据 · 事实

- 味噌是一种包含有益菌的优质食品。
- 味噌具有调节自主神经的作用。
- 味噌可以降低血压。
- 长期以来，人们认为喝味噌汤可能导致摄入过多的盐分，但现在已经发现并非如此。

饮食指南

- 每天推荐喝两碗味噌汤。
- 可以将味噌作为蘸酱来使用。

为什么说味噌汤对身体有益

味噌是富含优质有益菌的发酵食品，一定要坚持每天喝味噌汤哦。

在味噌汤中加入蔬菜吧，这样可以同时摄入有益菌和膳食纤维，有助于促进肠道健康。

另外，还可以将味噌作为蘸酱（用来蘸食生蔬菜等）使用。比味噌汤更加方便，也很适合作为零食。

最近也很流行加入了高汤的味噌或是液体状味噌等产品，用起来省时省力，方便快捷。

人们既可以通过甜口、辣口等的味噌来体会口味的变化，也可以使用红味噌、白味噌等从颜色上增添餐桌的色彩。红味噌和白味噌在营养价值上差别不大，根据个人喜好来选择即可。

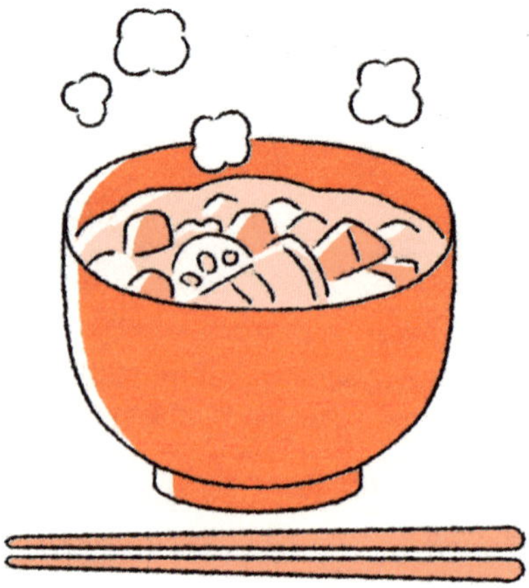

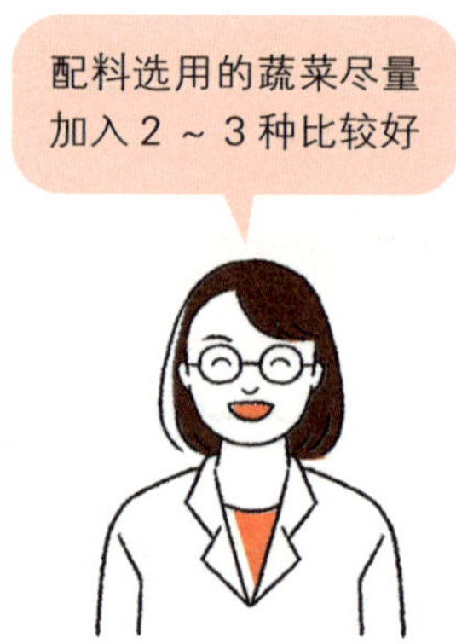

味噌中的盐分健康吗

由于在制作味噌时使用了盐，所以长期以来人们一直认为吃味噌和味噌汤会导致过量地摄入盐分。

下图显示了人们喝味噌汤的频率与血压的关系。结果发现，经常喝味噌汤和不常喝的人在血压上并无差别。

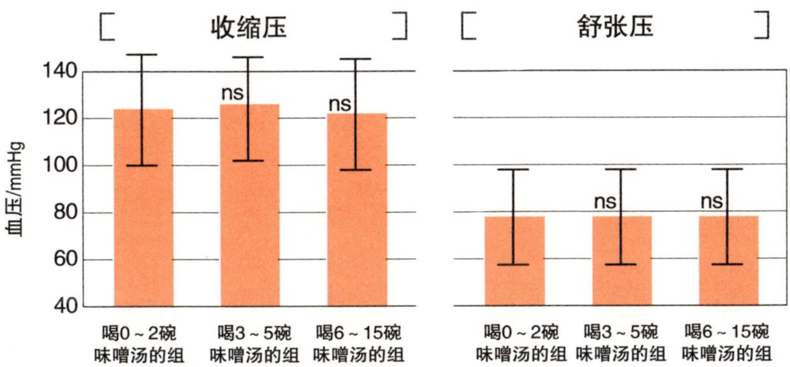

图 味噌汤对血压的影响

（ns表示在统计学上并无显著性。意为经统计分析后，发现没有差异。）

来源：上原誉志夫. 習慣的味噌汁摂取が血管年齢に与える影響[C]//第36回日本高血圧学会総会. 2013-10-26.

近年来的研究显示，每天喝味噌汤的中老年人血压不会升高，并可能通过改善自主神经平衡使心率下降，所以请放心食用[61]。

23 在酸奶上撒芝麻碎

➡ 预防花粉过敏

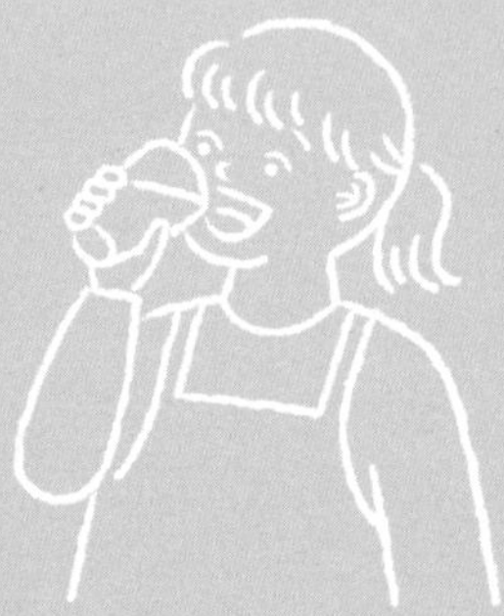

*若有食物过敏，请务必咨询医生。

数据·事实

◆ 2020年，我在研究中发现放了芝麻碎的酸奶可以缓解花粉过敏的症状。

饮食指南

◆ 100g酸奶中放入1大勺芝麻碎。

◆ 黑、白芝麻都可以。

为什么在酸奶中加入芝麻碎好呢

花粉过敏通常表现为过敏性鼻炎和过敏性结膜炎。主要是由杉树和柏树等植物向空气中飞散的花粉引起的，会导致打喷嚏、流鼻涕、鼻塞、眼睛痒、流泪、注意力下降等多种症状。

大家都知道，在日本，不仅成人，儿童患花粉过敏症的人数也在逐年增加。许多人因症状严重而备受困扰，每年春天尤其严重。

因此，我非常推荐酸奶+芝麻碎的组合。通过每天食用，花粉过敏的症状能得到明显改善。

酸奶和芝麻之所以好，是因为它们都可以调节肠道环境。你可能会想："花粉过敏和肠道环境有关系吗？"事实上，肠道是人体最大的免疫器官，聚集了大量的免疫细胞来维持防御平衡。而花粉过敏等过敏性疾病，是由免疫系统不能正常工作引起的。因此，调节肠道环境有助于免疫细胞正常工作，可能减轻或抑制过敏反应的发生。

要改善肠道环境，必须同时食用有益菌（益生菌）和有益菌的食物（益生元）。酸奶富含有益菌，芝麻碎含有丰富的膳食纤维，这便是最好的组合。

芝麻中的芝麻素具有抗过敏活性，理论上可以缓解花粉过敏的症状。完整的芝麻的皮很硬，不易消化，易被直接排出体外。所以，无论是黑芝麻还是白芝麻，都建议磨碎后食用。

每100g酸奶加1大勺芝麻碎是最佳比例。

酸奶+芝麻碎的研究取得了成果

2020年的春天，我针对日本人进行了一项研究，接下来我将介绍具体内容[62]。

我进行了以下实验：

- 在日常饮食中加入“酸奶”4周的人 = 15人；
- 在日常饮食中加入“酸奶和芝麻碎”4周的人 = 15人；
- 正常饮食的人 = 15人。

我对以上3组人进行了研究，检查了他们实验前后的身高、体重、血液、肠道菌群，还做了过敏症状调查问卷，以分析他们的变化。

“酸奶和芝麻碎”连续摄取4周的实验组在以下9个项目中有显著改善：①眼睛痒；②流泪；③流鼻涕；④打喷嚏；⑤鼻塞；⑥学习、工作、家务的困扰；⑦精神注意力差；⑧思考能力降低（思想无法集中）；⑨疲劳感。

眼睛和鼻子的症状总分（P=0.0004）、生活困扰总分（P=0.002），以及症状、生活整体综合评价总分（P=0.001）也都有显著的改善。

括号内的数字小于或等于0.05的项目，代表着“统计学上具有显著性”的改善。也就是说，这不是偶然的结果，而是通过统计分析得出的具有显著差异的变化。

24 油不能重复使用

➡ 重复使用的油就如同毒药

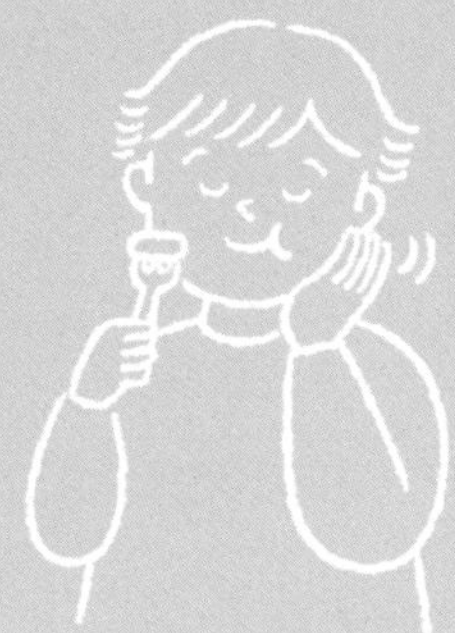

数据·事实

- 油被加热会产生有害物质，吃下去会增加身体负担，反复加热的油危害更大。
- 氧化了的油会损伤血管。
- 人体内自由基堆积会造成色斑和皱纹的产生。

饮食指南

- 烹饪时使用新鲜的油。
- 尽量少吃油炸食品。

为什么重复使用的油不健康

油在加热后会“氧化”。摄入氧化后的油，会增加体内的氧化应激，导致自由基堆积，损害我们的健康。氧化就等同于衰老，并且让人更容易生病。而反复加热的油会产生更多、更坏的物质。

氧化现象是由氧气、温度、光照共同作用的。例如，你切开新鲜的苹果并放置不动，切口会慢慢变成棕色，这是因为苹果表面在氧气（和温度）的作用下发生了氧化。或者，如果你把钉子暴露在户外的潮湿环境中，它便会慢慢生锈，这也是氧化。

使用过的油已经氧化了。氧化后的物质一旦进入体内，我们的细胞也会像生锈一样被氧化，从而变得更容易生病。

对于儿童来说，油炸食品也是危险的

长期、大量摄入高温加热或反复使用的油，就会损伤血管，成为动脉粥样硬化的诱因。而且，还可能导致心肌梗死和脑梗死[63]。

我想很多孩子都喜欢炸鸡和炸薯条，但如果吃得过多，体内的自由基就会增加，不仅是体内的血管，大脑也会“生锈”。

从小就一直吃油炸食品的话，就连小学生也可能会得脂肪肝，或者30多岁就患上脑梗死，实际上这些情况我在诊所里都遇见过。所以还是建议每月最多只吃1～2次油炸食品。

儿童也会得脂肪肝吗

脂肪肝是肝细胞内部堆积了过多的脂肪滴，相当于肝细胞被“油泡”充满了。这些受损的肝细胞会释放出炎症信号，招募免疫细胞，从而在肝脏内引发炎症反应。

此外，肝脏在分解这些过量脂肪时，会产生一种名为活性氧的有害物质。这种物质会引起“氧化应激”，从而导致肝细胞受到伤害。

实际上，患脂肪肝的小学生的数量正在逐年增加，如果不加以注意，可能会导致更严重的健康问题。但是请放心，只要注意均衡饮食和加强运动，情况就会好转。

摄入氧化过的油会导致色斑和皱纹的产生

皮肤的真皮层富含胶原蛋白和弹性蛋白等蛋白质，会因紫外线等外界因素氧化衰老。在这个过程中，皮肤细胞会受损，导致产生色斑和皱纹。但色斑和皱纹产生的原因不仅仅是因为紫外线，氧化过的油进入体内也会间接加速皮肤的衰老。

因此，应该尽量使用新鲜的油，特别推荐富含抗氧化物的特级初榨橄榄油，最好用于低温烹饪。

25 通过摄取芝麻油，促进心脏和血管健康

➡ 已经有2000多项研究结果证实了这种效果

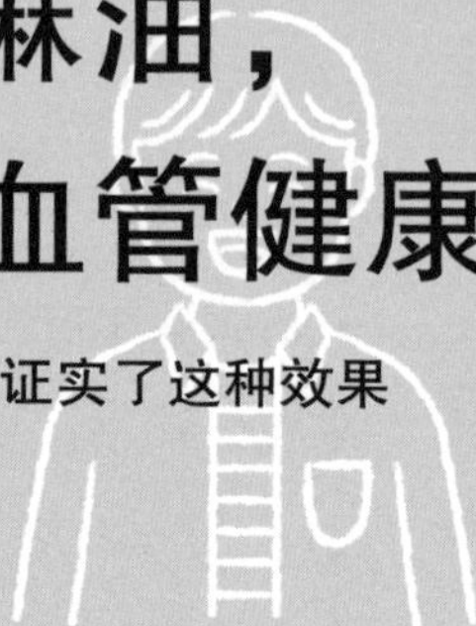

*若有食物过敏，请务必咨询医生

数据 · 事实

- 我们都知道，芝麻经过烘烤后，其抗氧化的能力可以得到提高。
- 芝麻油有助于增强心脏和血管的功能。
- 芝麻油的棕色是烘烤后形成的。

饮食指南

- 即使加热食用也不会让效果变差。
- 生吃也完全可以。

为什么说芝麻油是对身体有益的油

芝麻油是通过烘烤芝麻，将其磨碎并施加压力，然后榨出油并进行过滤得到的。

烘烤是指在不使用油或水的情况下，通过加热进行烤制并干燥。这个过程可以使芝麻油更难氧化，提高其抗氧化能力。

另外，“开始氧化的温度”会根据油的种类不同而有所不同。

- 亚麻籽油等在约107℃开始氧化。
- 特级初榨橄榄油在约200℃开始氧化。
- 芝麻油在约210℃开始氧化。

与亚麻籽油相比，特级初榨橄榄油和芝麻油的氧化温度较高，因此在加热时相对放心。

芝麻油比大豆油等更不容易因加热而氧化变质。

芝麻油的效果已经被证实

关于芝麻油的研究有着悠久的历史，已经公开发表了2000多篇论文。使用芝麻油对身心产生了以下积极的影响：

- 伤口愈合速度加快；
- 睡眠质量得到提高；
- 血管变得更加健康；
- 血糖不再急剧上升；等等[64]。

请在日常饮食中多多使用芝麻油。

26 去掉鸡皮和肥肉

➡ 避免摄入对身体不好的脂肪

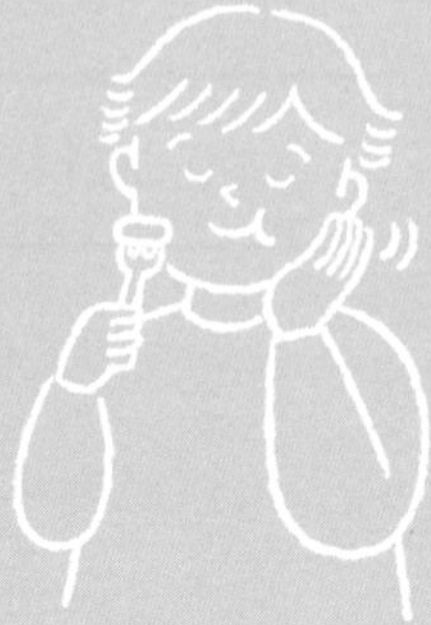

*若有食物过敏，请务必咨询医生

数据·事实

◆ 肉类周围白色的固态脂肪，也就是肥肉，富含饱和脂肪酸，对身体不好。

◆ 牛油和猪油耐热性好，适合高温烹饪，但饱和脂肪含量较高，偶尔使用无需焦虑。

◆ 鸡皮热量高。

饮食指南

◆ 切掉肥肉、油脂。

◆ 在烹饪时去掉鸡皮。

◆ 日常烹饪更推荐使用富含不饱和脂肪酸的植物油。

肥肉和猪油对身体有害吗

牛肉、猪肉和鸡肉本身含有多种脂肪酸，但它们的肥肉部分以饱和脂肪酸为主。长期大量摄入饱和脂肪酸会损伤血管，导致心脏病和脑梗死等[65]，是对我们身体有害的脂肪，所以吃的时候建议切掉肥肉。

虽然使用猪油炸制的食物外酥里嫩，非常好吃，但从健康的角度来看，并不推荐。

觉得去掉肥肉很麻烦怎么办

你可能会觉得去掉肥肉很麻烦，其实，尽可能用刀切掉白色的脂肪部分就可以了。

不过，也没必要过于纠结，完全去掉所有的小块脂肪很麻烦，稍微去掉一些就可以了。

总的来说，建议在购买肉类时，尽可能避免选择五花肉或肩部这些白色脂肪较多的部位，推荐选择瘦肉。

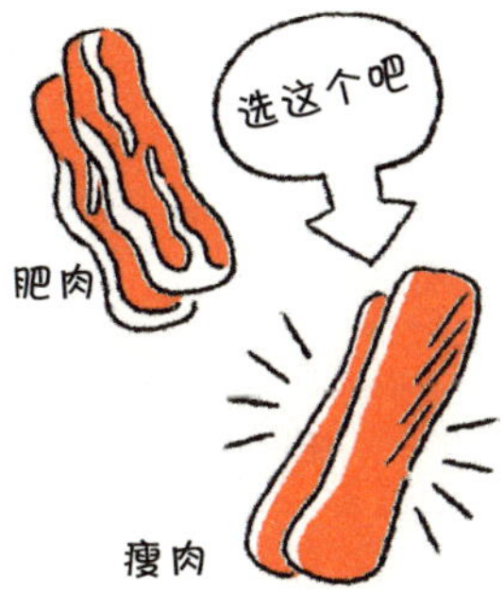

为什么把鸡肉的皮去掉比较好

鸡肉的皮和脂肪中以饱和脂肪酸为主，而其是制造坏胆固醇的原料。坏胆固醇会损伤血管，成为心脏和大脑疾病的诱因。

虽然有些麻烦，但依然建议吃鸡肉的时候去掉鸡皮。

说到鸡皮，它是烤串的常规菜品。许多人喜欢火候刚好、烤得口感脆脆的鸡皮。但是，鸡皮的热量很高，从这个角度来看，我们也建议避免食用鸡皮。

在同一种烹饪方式下，“带皮”和“去皮”的鸡腿肉热量如下。

表　嫩鸡的鸡腿肉每100g可食部分的热量

烹饪方式	带皮	去皮
煮	216kcal	141kcal
煎	220kcal	145kcal
炸	307kcal	249kcal

来源：根据女子营养大学出版部《食品成分表（第八版）》制作。

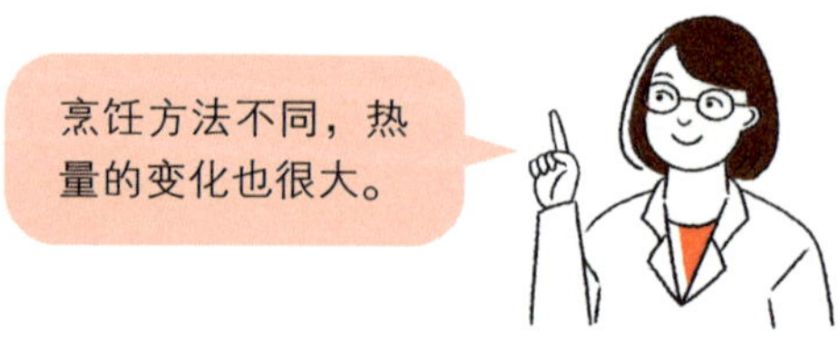

27 少吃油炸食品

➡ 每个月最多吃1～2次油炸食品

数据·事实

- 如果从幼儿期开始每周吃2～3次炸鸡，到上小学时可能会得脂肪肝（这是在我的诊所里出现的病例）。
- 吃太多油炸食品可能导致皮肤出现色斑、皱纹和松弛，还会扰乱肠道环境。
- 心脏病死亡风险增加1.3倍。

饮食指南

- 建议的烹饪温度是100℃以下。
- 因为医学上的原因，不推荐生机饮食（烹饪温度50℃以下的低温烹饪）。（译者注：这是一种以食用原生态的蔬菜、水果和坚果等食材为主的饮食方式。不仅是生食，48℃以下的低温烹饪制成的食物也属于生机饮食的范畴。）
- 当吃油炸食品时，可以多挤一些柠檬汁，或者配上大量新鲜的蔬菜一起食用。

吃很多炸鸡会怎么样

在PART2-24中，我们谈到氧化就像生锈的状态，是老化的现象。然而，这里要介绍的糖化，就像烧焦的状态，这也是老化的现象。当氧化进程加快时，糖化也会加快，然后又会加速氧化，它们是相互促进的关系。

与蒸鸡肉相比，炸鸡所产生的糖化产物会增加7～12倍[66]。糖化等于老化，所以不仅会影响身体，也会影响大脑。如果炸鸡吃得太多，30多岁时就有可能出现脑梗死或心肌梗死。

色斑、皱纹和皮肤松弛也是由糖化引起的老化现象，这从出生时就已经开始了。就像纵线和横线交织在一起一样，氧化和糖化有着复杂的联系。只要活着就无法躲避，虽然和体质也有一定关系，但经过饮食内容和生活方式的累积，每个人老化的速度也会有所不同。所以，尽量将油炸食品限制在每个月只吃1～2次吧。

油炸食品对肠道也不好吗

油炸食品，也就是高脂肪饮食，还会带来其他负面影响，那就是引起肠道环境的紊乱[67]。我已经多次提到，当肠道环境紊乱时，有益菌就会减少，有害菌就会增加，结果会导致免疫力下降。大约有70%的免疫细胞位于肠道，如果肠道环境恶化，免疫力也会下降。另外，皮肤状况也会变差（详见PART2-20）。

28 盖饭、拉面、乌冬面每周只吃1次

➡ 饮食中的精制碳水过多

数据·事实

◆ 吃盖饭、炒饭、炒面等“碳水炸弹”就相当于吃糖分的集合，这会让人更易于肥胖。

饮食指南

◆ 尽量控制在每周最多1次。

◆ 选择盖饭时，请选择米饭少量、配菜加量。搭配味噌汤和其他配菜一起食用。

为什么应该避免吃盖饭这类“碳水炸弹”呢

“碳水炸弹”往往含有大量的白米饭或白面条，而含有蛋白质、维生素、矿物质、膳食纤维等营养素的“配菜”较少。

此外，吃盖饭或炒饭会导致餐后血糖急剧升高，出现血糖峰值。长期反复地出现血糖峰值会损伤血管，从而引发血管疾病[68]。

有一种厚硬币大小的血糖仪，可以贴在手臂上随时监测血糖值。我试过戴着这个设备吃炒饭，发现刚吃完饭的瞬间血糖值非常高，这让我相当震惊。

拉面、乌冬面是引发肥胖的根源

拉面和乌冬面也是常见的食物，它们和盖饭一样，往往也缺乏含有蛋白质等营养成分的“配菜”。因此，如果经常吃拉面和乌冬面，可能会因为碳水化合物摄入过多而导致营养失衡，甚至小学生也会得脂肪肝，或者尿酸升高。虽然乌冬面给人一种健康的印象，但由于其含有大量的精制碳水，所以还是需要注意。

现在市面上有很多低糖的面食，如高蛋白乌冬面（1人份含有约17g的蛋白质），或者混入了魔芋粉或豌豆粉的低糖面条，如果可能的话，请选择这类产品。

29 选择西蓝花苗

→ 全世界范围内引起关注的超级食物

数据·事实

- 西蓝花苗是西蓝花的新芽，富含萝卜硫苷。
- 萝卜硫苷的水解产物萝卜硫素具有非常强的抗氧化能力。
- 萝卜硫素在体内的有效利用率（生物利用率）约为80%，保健效果非常显著。

饮食指南

- 建议每周吃3次。
- 不要加热，直接生吃。
- 放入口中后充分咀嚼。也可以用搅拌机等工具将其切碎后食用。

西蓝花苗是什么

西蓝花苗就是西蓝花的新芽，它所含有的萝卜硫苷可以水解为具有强抗氧化能力的萝卜硫素，其含量是成熟西蓝花的10倍左右。有一种被称为“超级苗”的西蓝花苗，萝卜硫苷的含量是成熟西蓝花的20倍左右。

由萝卜硫素激活的解毒酶在体内大约可以保持3天的活性。因此，它的好处就是即使每三天摄入一次，也能起到作用[69]。

如果超市里卖好几种不同的西蓝花苗，可以注意到它们含有的萝卜硫苷含量是不同的。一般都有含量的标记，选择含量高的即可。

萝卜硫素起着什么样的作用

萝卜硫素是一种抗炎能力非常强的成分。通过抑制全身性的炎症和氧化应激，它有助于保护内脏免受损害，降低血管动脉粥样硬化的可能性，并对大脑健康产生积极影响。

如果大脑发炎，大脑功能就会下降，可能导致抑郁等疾病的发生。

此外，还有一些研究指明了萝卜硫素的效用，包括：

- 萝卜硫素能够抑制幽门螺杆菌[70]；
- 萝卜硫素能够抑制糖化产物的形成[71]；
- 萝卜硫素对孤独症谱系障碍有显著治疗效果[72]；等等。

在我们日常食用的蔬菜中所含的植物化学成分（植物中含有的有益化学成分）中，萝卜硫素的生物利用率是最高的，可以说其保健效果在所有植物化学成分中是最显著的。

顺便说一下，排在第二位的是洋葱中含有的槲皮素。柠檬也是具有抗氧化能力的食物之一。

\ 小知识 /

其他的植物化学物质

在这里，我们介绍了在西蓝花苗中发现的“萝卜硫苷”和在洋葱中发现的“槲皮素”。另外，绿茶中的“儿茶素”和番茄中的“番茄红素”也是众所周知的具有强抗氧化作用的植物化学物质。著名的对眼睛有益的“叶黄素”也属于一种植物化学物质，它在深绿色叶菜中含量非常丰富。

尽管在家里也能种植西蓝花苗，但很遗憾，其萝卜硫苷的含量并不高。

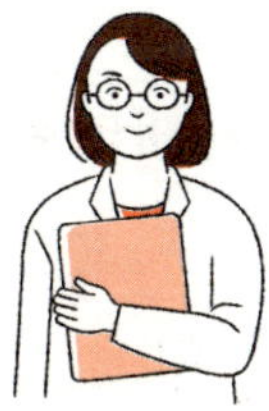

30 蜂蜜要1岁后才能吃

➡ 这是性命攸关的事情

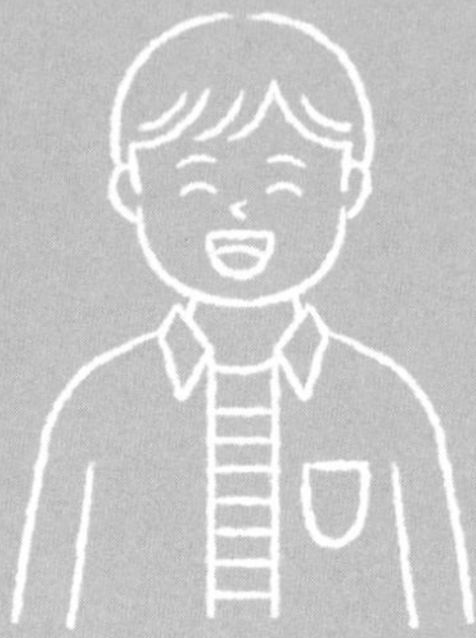

*若有食物过敏，请务必咨询医生

数据 · 事实

- 蜂蜜一定要1岁以后才能开始给孩子吃。
- 可能导致致命的“婴儿肉毒中毒”。

饮食指南

- 当你想增加甜味时，可以使用红薯和胡萝卜中天然的甜味。

为什么蜂蜜要1岁以后才能吃

曾有一则新闻，因为认为“对身体有益”，所以给不到1岁的婴儿喂食了蜂蜜，结果导致婴儿肉毒中毒而丧命。1岁以下的婴儿，他们的肠道尚未发育完全，如果食用蜂蜜，会无法抑制和阻止肉毒杆菌孢子萌发并产生毒素。所以绝对不要给他们吃蜂蜜。

一般来说，一旦超过1岁，儿童就会产生对抗肉毒杆菌孢子的免疫力。虽说蜂蜜是对身体有益的健康食品，但也应该等到1岁以后再食用。

婴儿喜欢甜味，这是人脑进化机制的结果。也就是说，在人类的进化过程中，喜欢甜食是避免饿死的遗留特征。

然而，与石器时代很难获取食物的情况不同，现代社会很容易就可以买到甜点。仅仅因为婴儿喜欢，就一直给他们吃，这只会增加患病的风险。

我们应该给他们吃本身含有甜味的食物，比如胡萝卜和红薯等。

蜂蜜中含有的肉毒杆菌孢子是什么

肉毒杆菌广泛存在于自然界中，并在低氧或无氧条件下繁殖。它的孢子可以污染蔬菜、水果、肉和鱼，有时也存在于蜂蜜中。

即使在家里将蜂蜜加热，也无法完全杀灭肉毒杆菌孢子。

31 不要过度饮用运动饮料

➡ 小心糖分摄入超标

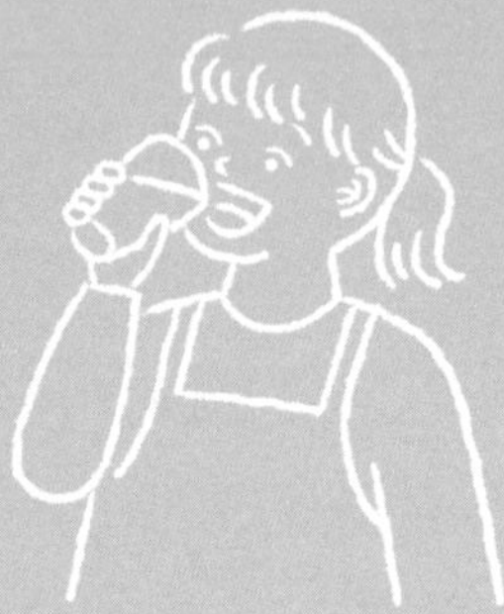

数据·事实

◆ 500mL的运动饮料中含有相当于6～9块方糖的糖分。

◆ 如果每天大量饮用，可能会出现“塑料瓶综合征”的症状。

◆ 也可能导致骨质疏松或皮肤发痒等。

饮食指南

◆ 平时应当饮用水或茶等不含糖的饮品。

◆ 运动饮料或口服补液盐应在预防中暑、运动过程中、担心因呕吐或腹泻导致脱水时饮用。

为什么需要注意运动饮料的饮用

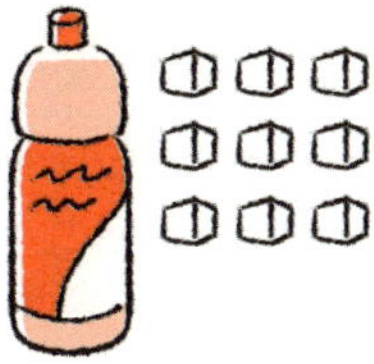

一般的运动饮料500mL中含有约25～40g（大约3～4大勺或8～9块方糖）的糖分。碳酸饮料或甜味饮料中的糖分含量更高。

世界卫生组织（WHO）建议，健康的成年人每天摄入的糖量应限制在25g（约6小勺）以内，儿童不超过成人推荐量的一半，且2岁以内儿童的饮食中避免添加游离糖。很明显，一瓶运动饮料中含有的糖分就已达每日糖摄入量，所以，我们应该避免“每天喝”或“日常饮用”。运动饮料最好只在运动时或发热、持续呕吐不能进食时饮用。

或者在这种情况发生时，通过口服补液盐来补充能量，它的糖分浓度约为2%。

避免每天、大量地饮用

又甜又冰的饮料总是让人想要一口气喝完，润喉又痛快，所以很容易上瘾。然而，如果每天都大量饮用，可能会由于糖分摄取过量而引发“饮料酮症”（又称“塑料瓶综合征”）[73]。它的症状如下：

- 喉咙异常干渴；
- 尿液量大增；

- 感到恶心；
- 身体乏力等。

当摄入糖分时，血糖会升高，同时胰腺会分泌胰岛素来降低血糖。胰岛素是细胞摄取血液中的糖分并将其转化为能量所必需的物质，但如果持续大量摄入糖分，胰岛素的分泌能力下降，导致胰岛素分泌不足，从而无法将糖分转化为能量。这时，身体会开始分解体内的脂肪以产生能量，同时产生名为酮体的成分。

当酮体过多时，可能会出现如前所述的喉咙干渴、尿量增多、恶心、乏力等症状。这种情况类似于糖尿病迅速恶化的状态，正式名称为“酮症酸中毒”。已有报道显示，如果连续1个月每天饮用超过1.5L的甜饮料，就可能会出现这种情况。

对骨骼和皮肤也会产生不良影响吗

磷是一种基本的矿物质，对所有细胞来说都是必需的。鱼类、肉类、豆类、麦片等食物中含有有机磷，其在体内的吸收率为20%～60%。另一方面，加工食品、方便面、软饮料和运动饮料（包括口服补液盐）中含有无机磷，其在体内的吸收率高达90%以上。对于肾功能正常的人群，肾脏可以调节血磷水平，但长期大量摄入无机磷仍是不健康的饮食方式。

当体内磷含量过高时，会增加心肌梗死或心力衰竭等心脏疾病的风险，还会导致出现关节疼痛、骨质疏松、皮肤瘙痒等症状，因此需要注意不要过量摄取无机磷[74]。

32 通过喝水和喝茶来摄入水分

➡ 果汁1天控制在100mL以内

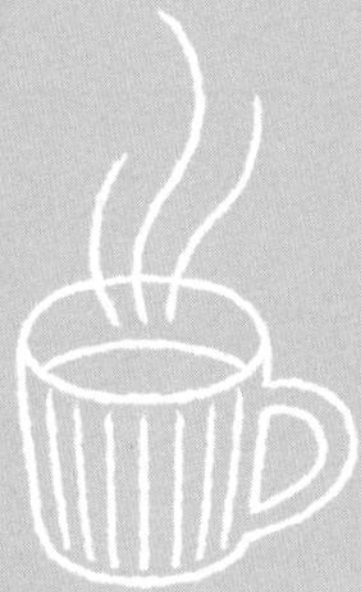

数据·事实

- 即使没有感到“口渴”，身体也需要水分。
- 1天喝1.5L的水最为理想（以10岁、平均体重38kg、体温36.5℃为例）。
- 每年都有孩子中暑。

饮食指南

- 和孩子一起装饰他们的水瓶，可以增加他们对喝水的兴趣。
- 也可以在水中滴入柠檬汁等。

即使未感到口渴，也需要喝水吗

我们身体细胞内的化学反应需要水（H_2O）。如果一次性摄取大量的水，除了那一瞬间所需的少量水分外，其他多余的水将会被排出。所以我们需要每隔一段时间就喝一点水，以补充所需的水分。即使你没有觉得“口渴”或“想喝水”，一天中也还是需要摄入水分的。

尽量不要一口气喝下去，最好：

- 每次喝三口；
- 每20～30分钟喝一次。

孩子往往不容易感觉到身体需要水，是因为他们大脑中的口渴中枢还未发育完全。因此，他们通常不会觉得口渴。此外，儿童肾脏回收水分的能力没有成人强，更容易流失水分。

如果因为没口渴就一直不喝水，可能会引发其他的身体不适。

在日常活动中，理想的水分摄入量是每天1.5L（以10岁、平均体重38kg、体温36.5℃为例）。然而，如果在炎热的天气里运动，这个量就不够了，所以一定要听从专业人士的指导。

孩子体内需要水分的时间（身体代谢水分的时间）比成人短40%[75]。

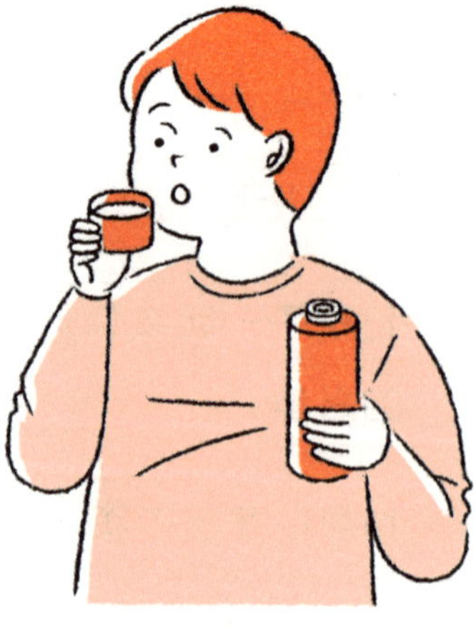

补水是预防中暑的关键

若要在炎热的季节里预防中暑，摄取含有电解质（如钠、钾、镁等矿物质）的水分非常重要。

此外，预防中暑还需要保证充足的睡眠时间，以及好好吃早餐。可以喝味噌汤，它可以让人轻松地摄取到矿物质，十分推荐。

要当心100%的纯蔬菜汁和纯果汁

蔬菜和水果含有维生素和矿物质等，是对健康有益的食材。然而，美国儿科医生协会建议，蔬菜汁和水果汁的摄入量每天应控制在100mL左右，原因是它们含有较多的糖分。建议用无糖饮品代替它们，如：

- 麦茶；
- 焙茶；
- 荞麦茶，等等。

哈佛大学公共卫生学院推荐的健康饮食指南中，水是首先被建议的饮品[76]。

33 选择不甜的食品作为零食

➡ 将零食时间当作补充营养的时间

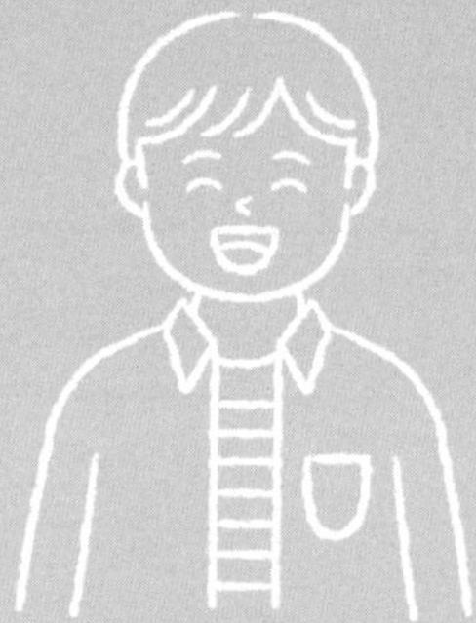

数据·事实

◆ 在过去，零食并不是指甜点。

◆ 如果过度摄入加工食品，即使是孩子，也可能得脂肪肝。

饮食指南

◆ 把吃零食的时间看作补充营养的好时机。

◆ 确定需要补充的营养素，比如蛋白质、膳食纤维或矿物质。

本来“零食”并不等于甜食

工作日很多家庭都会为孩子准备“零食”，让他们在从幼儿园或学校放学回家的路上或是去兴趣班之前吃。通常，你会准备什么食物作为零食呢？我想每个家庭都有自己的固定选择，但基本上都是“甜点”吧。

其实，“零食”最初是指各餐之间用来充饥的小吃。而将“零食＝甜点”作为习惯，其实是近期的事情。

可以把“零食＝补充食物（用来补充营养的东西）”当作一种思维方式，选择不甜且不咸的食物。最好是选择含丰富蛋白质和膳食纤维的食物。

我在英国上小学时，带到学校的“零食”通常是用纸袋装着的胡萝卜或小苹果。在德国也是（虽然这取决于家庭），至今还有很多人会让孩子带蔬菜或水果去学校。意大利人很喜欢甜食，可能不太适合作为参考。

需要注意袋装零食、加工食品

我在PART2-24正文后半部分谈到关于脂肪肝的话题时也提到过，有数据确切显示，约有5%的日本儿童患有脂肪肝[31]。在美国，从统计数据上看，相当于每10个儿童中就有1个患有脂肪肝，如果只限于肥胖儿童，那么每3个儿童中就有1个患有脂肪肝[77]。

虽然导致脂肪肝的所有原因尚未明确，但肥胖、脂质代谢异常和糖尿病等被认为是易患脂肪肝的原因。

在日本，男孩的肥胖率在逐渐上升，这是需要引起注意的。

请检查一下卖场的零食点心和冷饮等加工食品的标签，有没有写着“果葡糖浆”之类的字样？

这就是所谓的“异构化糖”，其中的果糖会在体内作为过量的糖分被转化为脂肪，这已经被证明是导致脂肪肝的一个原因[78-79]。

脂肪肝有可能发展为肝硬化甚至肝癌，所以最好不要忽视。目前还没有治疗脂肪肝的药物，但可以通过改变饮食习惯和增加运动来改善。

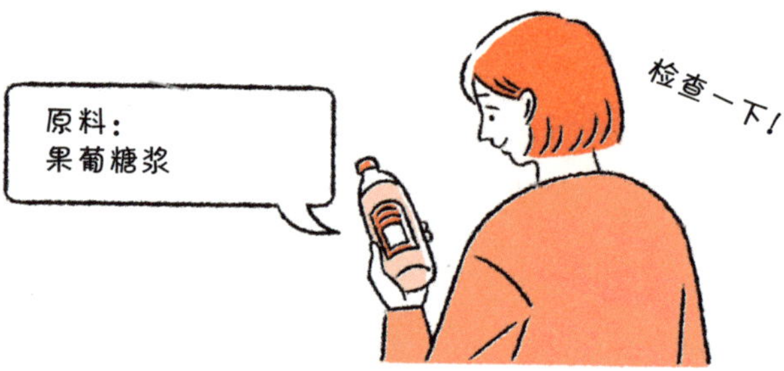

\ 小知识 /

美国是不是走在前面

在美国，三成以上的国民BMI超过30，这是一个肥胖大国。以前，高果糖玉米糖浆（HFCS）等异构化糖在饮料和食品中被大量使用。然而，自2004年有研究表明异构化糖的摄入与肥胖有关以来，异构化糖的消费就开始逐渐减少。为了树立健康的形象，越来越多的食品企业开始将异构化糖替换为普通砂糖[80-82]。

值得推荐的零食到底是什么

孩子在一顿饭中能够进食的量是有限的。把零食时间视为补充营养的绝佳时机，为他们补充那些容易缺乏的营养素吧。

在他们喜欢的蛋糕里多使用一些鸡蛋，或者添加黄豆粉、蛋白质粉、豆渣粉、高野豆腐粉等各种富含蛋白质的粉末，把它做成富含蛋白质的蛋糕，这样是不是也能改变一下孩子对蛋白质的固有印象呢？

我按照营养成分整理了一些值得推荐的零食，请参考。

想要补充膳食纤维

- 黄瓜条
- 胡萝卜条
- 蒸红薯

想要补充蛋白质

- 烤鸡肉串
- 调味鸡蛋
- 沙丁鱼饼
- 虾饼（100%虾）

想要补充矿物质

- 坚果（非油炸，无盐）
- 杏仁小鱼干

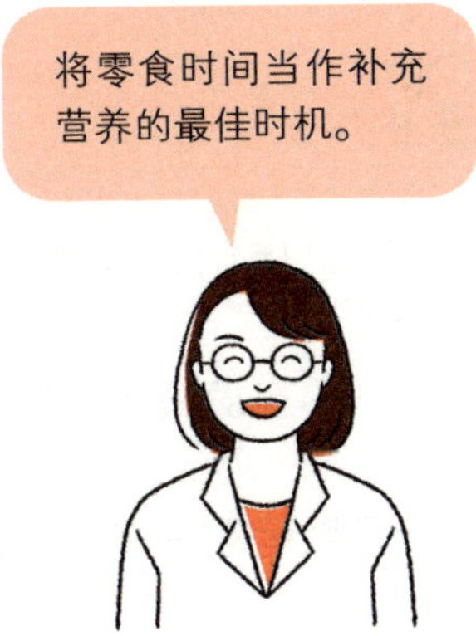

34 用冷冻来锁住蔬菜的营养素

➡ 灵活使用市面上售卖的冷冻蔬菜吧

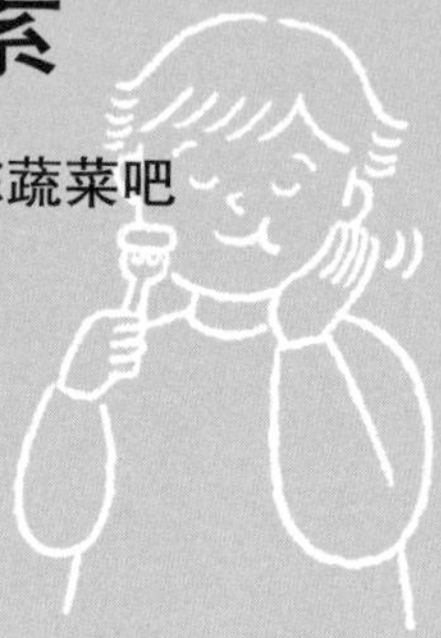

数据·事实

◆ 冷冻不容易让蔬菜的营养价值流失，甚至比冷藏更保鲜。

◆ 通过冷冻，甚至还能提高有些食材的营养价值。

饮食指南

◆ 灵活使用蔬菜类冷冻食品。

◆ 日本家庭每年的食物浪费总量约270万吨。

灵活运用冷冻的方式能减少食物浪费。

冷冻蔬菜的营养价值到底如何

“冷冻食品的营养价值低”的说法是人们的误解。在日本，对冷冻食品的使用和研究已有超过100年的历史。

在冰箱中冷藏保存的时间越长，食物的营养成分就会越少。这是由于蔬菜中的酶会分解营养素。例如，有研究表明[83]在冰箱中冷藏保存9天的菠菜，它的维生素C含量会减少到原来的30%。

而另一方面，市面上出售的冷冻蔬菜在冷冻前会经过短时间的热水处理，从而使酶失去活性，因此营养素的损失并不大。作为一种食材，不妨考虑一下冷冻蔬菜。

表　–24℃保存期间维生素C含量的变化

（将冷冻保存开始时的含量设定为100%）

冷冻蔬菜	维生素C的初始含量	1个月后	2个月后	1年后
菠菜	55mg（每100g）	90.9%	94.5%	94.5%
卷心菜	44mg（每100g）	113.6%	113.6%	90.9%
绿芦笋	18mg（每100g）	111.1%	116.7%	83.3%

来源：辻村卓，荒井京子，小松原晴美，等. 冷凍または凍結乾燥処理した野菜. 果実中のビタミン含有量に及ぼす通年貯蔵の影響[J]. 日本食品保蔵科学会誌，1997，23(1):35-40.

超过100%的部分表示比起刚开始保存时，冷冻过程中维生素C的含量相对增加了。

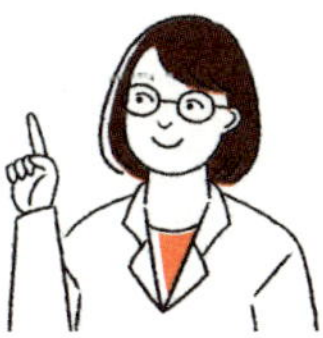

也有一些食材更适合冷冻吗

相比于原始状态，有些食材冷冻后的营养价值和美味度会提升。例如以下食材。

● 蘑菇类

特别是香菇、蟹味菇。冷冻后，鸟苷酸会增加，提升鲜味。

● 蚬贝

冷冻后，鸟氨酸会增加4倍以上[84]。

然而，家庭用的冷柜无法对生鲜食材进行快速冷冻。将食材烹饪后再进行冷冻保存可能更佳。

妙用食材冷冻，省时又环保

在忙碌的工作日，巧妙使用冷冻食材可以节省时间。

此外，相比从远地运送来的新鲜食品，冷冻食品造成的二氧化碳（CO_2）排放量较少，似乎对环境更友好。

虽然日本整体上有60%（以热量计算）的农产品都依赖进口，但日本家庭中的食品浪费每年也达到了约260万吨[85]。通过巧妙地利用冷冻食材，也许能减少家庭的食材浪费。

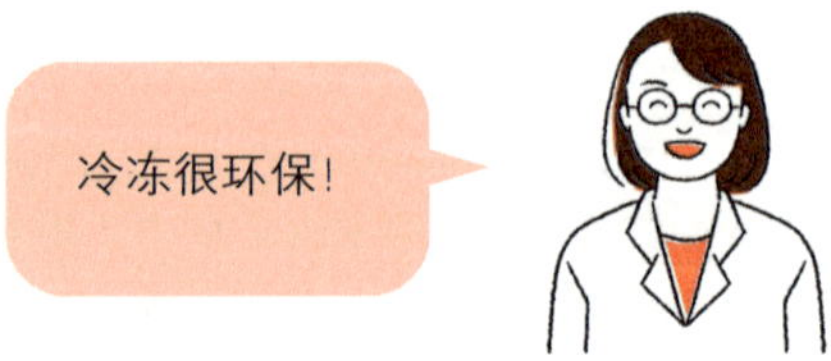

35 多多使用香料、草本植物类调味品

➡ 抗氧化，从小做起

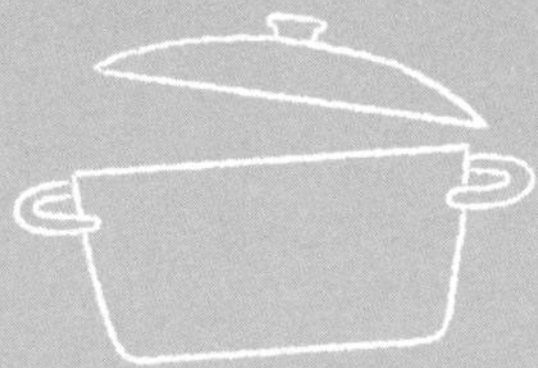

*若有食物过敏，请务必咨询医生

数据·事实

- 许多香料、草本植物的**抗氧化能力非常强**。
- 无论日式、西式，还是中式，作为调料使用的食材能展现出最强的抗氧化能力。

饮食指南

- 多多点缀在食物上。
- 很多时候都能使用。

香料、草本植物为什么对身体有益呢

许多香料和草本植物具有非常强的抗氧化能力。抗氧化能力是指中和自由基的能力。通过减少氧化应激，可能有助于间接抑制炎症和延缓衰老。例如下面这些食材[86]。

- 西式：胡椒、肉桂、牛至、迷迭香、百里香等。
- 日式：山葵、紫苏、生姜、茗荷、芹菜、葱等。
- 中式：八角、辣椒等。
- 印度式：茴香、孜然等。

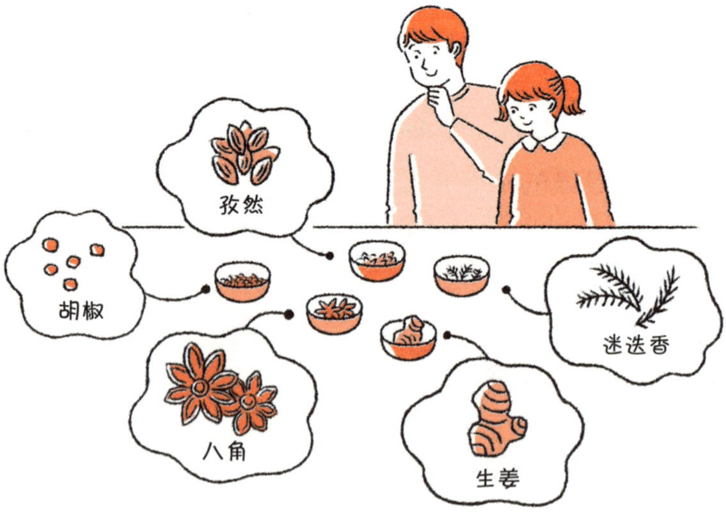

这些香料和草本植物无论从属于东方还是西方，它们的抗氧化能力都很强，所以从幼儿时期开始，就可以逐渐将它们纳入儿童的饮食。

我们从出生的那一刻起就开始"氧化"。这是由氧气引起的现象，也是生活在地球上的生物无法避免的。正如我在本书其他部分中提到的，氧化应激是驱动衰老过程的一个重要机制。

促进氧化应激的因素是慢性炎症、高温和紫外线（还有时间），所以通过改变饮食和生活方式，我们可以加速或延缓氧化过程。如果我们吃含有大量抗氧化物质的食物，就有助于身体抵抗氧化应激，也就是说，在一定程度上延缓衰老，也能降低患相关疾病的风险。

食物中含有的多酚类、植物化学物质（植物中的有益化学成分）、维生素、矿物质和氨基酸都具有抗氧化能力。

例如，山葵中含有的异硫氰酸酯，生姜中含有的姜辣素，还有肉桂中含有的原花青素，等等。

抗氧化能力到底有多强

2010年，美国农业部（USDA）将多种食材的抗氧化能力量化后列出了一份清单。位于榜单前几位的是牛至、百里香等香料和草本植物。

清单上还包括丁香、肉豆蔻、肉桂、罗勒、欧芹、月桂叶、迷迭香、茴香、胡椒等许多香料和草本植物。

由于这份清单是以欧美食材为主的，所以没有包括紫苏和山葵，但这些食材的抗氧化能力也是非常强的，这一点毫无疑问。

然而，由于这份清单被营养补充食品制造商和食品行业的人误用，加上它并未反映出这些食材被人体摄取后的作用和效果，因此在2012年，这份清单被从公开发表的文件中删除了。

尽管如此，随着测量食材的抗氧化能力和人体内氧化应激（氧化状态）技术的进步，研究已经表明，摄取抗氧化能力强的食材可能有助于降低人体内的氧化应激水平。

不喜欢吃这些调味品怎么办

我建议不只是将这些调味品用作点缀，应该当作普通调料去多多使用。当然，并不是说因为芥末的抗氧化能力强，就代表吃得越多越好。

我们不应该认定孩子不喜欢苦味就不给他们吃，相反，应逐渐在烹饪时加入各种食材，让他们逐渐适应。这将有助于他们享受丰富的饮食并保持健康。

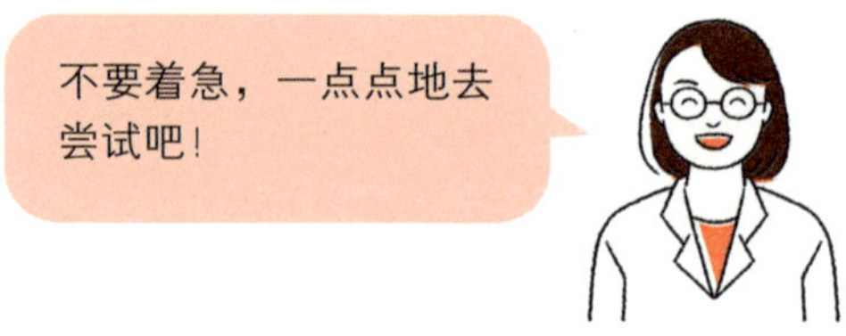

36 尽可能选择无 BPA 的食品包装

➡ BPA对人体有害

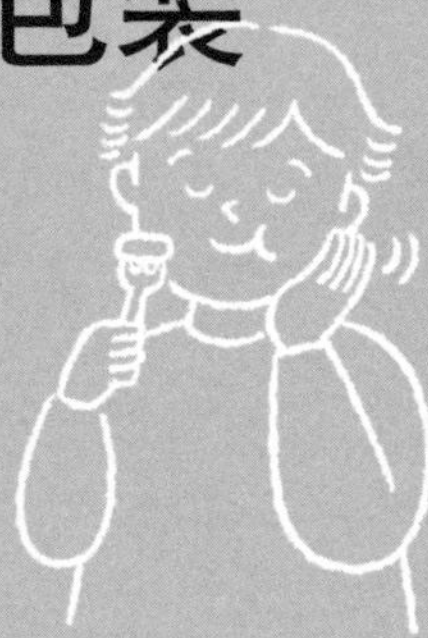

数据・事实

- 制成罐头并不会让食材的营养价值显著下降。
- 传统的罐头或瓶装食品的包装中可能会溶出有害物质BPA，但这些材料正被逐渐替代。

饮食指南

- 作为应急食品，罐头非常有用。
- 如果担心BPA，请避免选择PC材质（回收标志7号）的食品包装。

罐头食品的营养价值低吗

罐头食品和瓶装食品作为储备食品和应急食品非常有用。我想许多家庭都会备有这些食品。

虽然罐头食品可能给人的感觉不太新鲜，但与新鲜食材相比，它们的营养价值并没有明显下降。而且，它们也可以帮助人们节省时间，所以应适当食用。

然而，一般来说，罐头食品盐分较高，口味较重，所以在选择时应仔细查看成分表，特别是钠含量等内容。

罐头中的BPA是什么

另一个选择罐头时需要注意的问题是BPA（双酚A）。

BPA是用于罐头包装内部涂层的化学物质，对人体有害，也被证实与心脏病和癌症都有关。

在一项研究中，检测了78种罐头食品，其中90%检测出了BPA。

还有大量报告显示，与不食用罐头相比，食用罐头会使尿中的BPA浓度增加1000%。

BPA不仅存在于罐头中，还存在于塑料等加工包装中。如果可能的话，应选择无BPA的罐头或瓶装食品。如今，食品包装中溶出的BPA对人体的伤害已成为广泛的共识，所以无BPA的包装正逐步成为主流，为婴幼儿选择食品和用品时请特别关注。

37 不要执着于无麸质饮食

➡ 太过于执着反而可能造成营养障碍

数据·事实

- 麸质是指存在于小麦、大麦、黑麦等谷物中的一类能够诱发过敏的蛋白质复合体。
- 虽然“无麸质饮食有益于健康”这一信息正在被广泛传播，但目前从医学的角度还无法证明这个说法是对的。
- 采用无麸质饮食法(指避免某种特定的食品或食材的饮食方式)有时会导致营养障碍。

饮食指南

- 如果没有过敏，也可以吃小麦制品。
- 不过要注意不要吃太多面食。

无麸质饮食对身体有益是真的吗

麸质，又称面筋，是指小麦等谷物中由谷蛋白和醇溶蛋白相互结合形成的蛋白质复合体。它富含谷氨酰胺，是赋予面团弹性和筋道的主要成分。

有些人在食用小麦制品后，会对其中的麸质产生反应，出现腹痛、腹泻等身体不适[87]。有报道指出，在美国，这样的人约占人口的5%[88]。

也有人对小麦麸质不耐受，患有乳糜泻。这类人群都存在肠道通透性增加的现象，这是一种肠道屏障功能受损的情况，病原体和有害物质通过肠道侵入体内，从而引发过敏、自身免疫疾病和精神状态不佳等问题。

但是，并非所有食用小麦制品的人都会出现这种情况。并没有证据表明所有人应一律采用无麸质饮食。

无麸质饮食可能会导致营养障碍

“无麸质饮食”是指去除某些特定的食品或食材的饮食方式。如前所述，并不是所有人都会对麸质产生反应。麸质存在于许多食品中，因此，如果试图完全实行无麸质饮食，可能会导致营养障碍，已有报道称有儿童（甚至成人）因此而营养不良，需要特别注意。

特别是，如果你的体质对麸质并没有反应，那么最好不要完全不吃小麦制品。实际上，在过去缺少蛋白质的日本饮食中，作为小麦制品的面筋是很珍贵的蛋白质来源。

38 牛奶不是喝得越多越好

➡ 过量饮用牛奶会妨碍铁的吸收

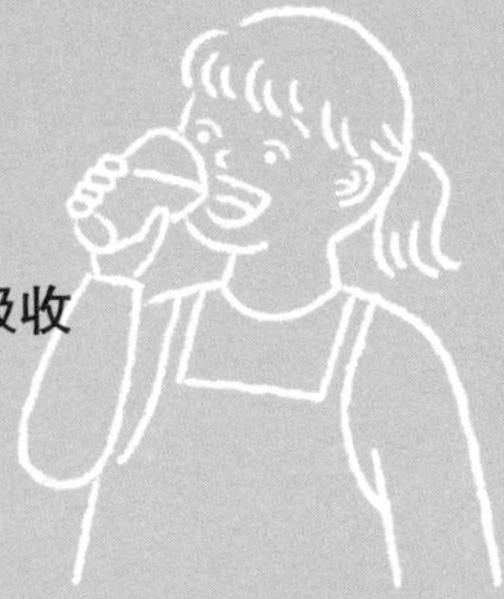

数据·事实

- 过量饮用牛奶可能会导致牛奶性贫血。
- 可以考虑用杏仁奶或燕麦奶代替牛奶。
- 1杯杏仁奶（240mL）的维生素E含量可满足儿童1天的建议摄取量。
- 燕麦奶富含膳食纤维。

饮食指南

- 牛奶1天最多喝1杯，用其他奶制品补充。
- 杏仁奶或燕麦奶推荐和麦片一起吃，或者和无糖可可粉混合在一起饮用。

牛奶饮用过多会怎么样

我们都曾听说过“喝牛奶会长高”这句话。我想很多家长都会热衷于给孩子们喝牛奶。但是牛奶会阻碍铁的吸收，所以如果每天咕咚咕咚地大量喝牛奶，可能会导致缺铁[89-92]，从而引发牛奶性贫血，因此建议每天饮用的牛奶量控制在200mL左右（编者注：《中国居民膳食指南（2022）》中推荐成人每日摄入相当于300～500mL液态奶的奶制品）。

如果每天要喝2杯以上的牛奶，那么可以考虑将其中1杯换成杏仁奶或者燕麦奶等喜欢的植物奶。

表　植物奶、牛奶的成分对比

<table>
<tr><th>每200mL</th><th>杏仁奶</th><th>燕麦奶</th><th>牛奶</th></tr>
<tr><td>能量</td><td>39 kcal</td><td>92 kcal</td><td>137 kcal</td></tr>
<tr><td>蛋白质</td><td>1.0 g</td><td>0.6 g</td><td>6.8 g</td></tr>
<tr><td>脂肪</td><td>2.9 g</td><td>2.8 g</td><td>7.8 g</td></tr>
<tr><td>碳水化合物</td><td>3.9 g</td><td>17.4 g</td><td rowspan="3">9.9 g</td></tr>
<tr><td>糖类</td><td>0.9 g</td><td>14.4 g</td></tr>
<tr><td>膳食纤维</td><td>3.0 g</td><td>3.0 g</td></tr>
<tr><td>食盐当量</td><td>0.4 g</td><td>0.2 g</td><td>0.2 g</td></tr>
<tr><td>钙</td><td>60 mg</td><td>240 mg</td><td>227 mg</td></tr>
<tr><td>维生素E</td><td>10 mg</td><td></td><td></td></tr>
<tr><td>维生素B_2</td><td></td><td>0.42 mg</td><td></td></tr>
<tr><td>维生素D</td><td></td><td>1.5 μg</td><td></td></tr>
</table>

注：成分含量是基于一般制造商产品的情况得出的。

杏仁奶和燕麦奶是什么

杏仁奶是乳白色的，所以可能会有人以为它是“放入了杏仁的牛奶”，但其实它的原料主要是杏仁和水。由于杏仁本身就是强抗氧化物质，富含维生素E，所以杏仁奶中的维生素E也很丰富。1杯（240mL）的商业杏仁奶中就含有4～6mg的维生素E（视品牌而定）。

比如，6～9岁的儿童1天的维生素E的摄取标准为5.0mg，所以1杯杏仁奶就能达标（摄取标准是为了预防疾病的参考值）。上限是300～350mg，所以也不会导致过量摄入。（编者注：根据《中国居民膳食营养素参考摄入量（2013版）》，6～8岁儿童维生素E每日推荐摄入量为7.0mg，从9岁开始增加至8.0mg；可耐受的最高摄入量，4～6岁是200mg/天，7～11岁是300mg/天。）

燕麦奶是用燕麦做的植物奶。1杯（240mL）中含有2～3g的膳食纤维。顺便提一下，1天的膳食纤维的摄取标准为：6～7岁的儿童10g以上；8～9岁的儿童11g以上；10～11岁的儿童13g以上。（编者注：根据《中国居民膳食营养素参考摄入量（2013版）》，4～6岁儿童每日膳食纤维推荐摄入量为17g，7～10岁为20g。）

另外，经过钙营养强化的商业品牌燕麦奶和杏仁奶，其钙含量与牛奶不相上下。

\小知识/

推荐无糖产品

推荐无糖的杏仁奶和燕麦奶。如果觉得不太好喝，也可以选择带甜味的。

39 尽量少吃加工肉类

➡ 它们会提高患癌风险，所以请注意摄取量

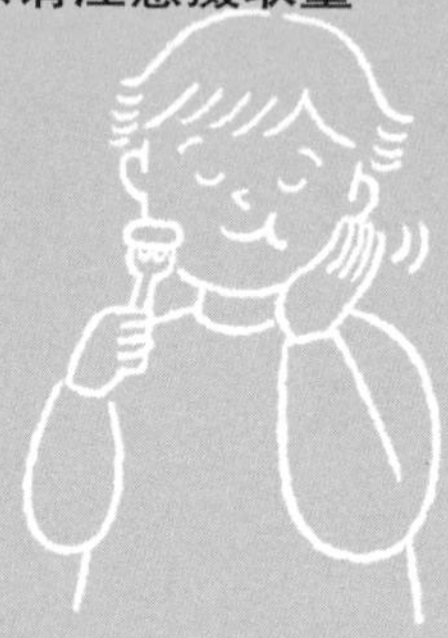

数据·事实

- 吃太多加工肉制品会增加患癌风险。
- 有数据证实，如果过量摄入加入了含氮色素的食物，"寿命会变短"。

饮食指南

- 尽量少吃，最好不吃。

如果吃太多加工肉制品会如何

在IARC（国际癌症研究机构）2015年进行的调查中，明确提出了吃过量的加工肉制品会提高患癌风险，火腿、香肠等加工肉类被归类到第1类致癌物中，也就是对人类有确认的致癌性[93]。

无论是用盐腌制、烟熏还是添加亚硝酸盐，整个加工工艺是导致加工肉类产生致癌物的原因。

另外，脂肪含量较多的加工肉制品会使人体发生氧化反应。某项研究显示，每周多吃两份加工肉类（每份约为2片培根或1根热狗），全因死亡率增加3%，心血管疾病风险增加7%[94]。

不过，日本人的加工肉制品消费量并不如欧美那么多，所以并不是说每天吃1～2根香肠就一定会患上癌症。IARC（国际癌症研究机构）所参考的研究结果表明，每天每吃50g加工肉制品，得结肠癌的相对风险就会上升18%[95]。

\ 小知识 /

肉到底怎么吃才安全

高温烹饪（如煎、烤、炸）任何肉类都会额外产生已知的致癌物，如杂环胺和多环芳烃。选择水煮、炖煮等方式比煎烤更健康。

40 从力所能及的事情开始

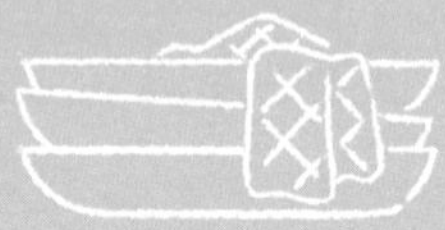

➡ 不要过于紧张，不要忘记学生餐这个可靠的存在

数据·事实

◆ 如果对饮食过于在意，就会导致有压力。

◆ 依据《日本人的膳食摄取标准》，日本学校提供的学生餐（午餐）应该考虑了最理想的营养摄入量。

◆ 不仅能摄取到营养素，还能让学生接触到各种各样的食材。

饮食指南

◆ 如果在学校已经喝过牛奶了，那么在家里就换成茶或者杏仁奶。

◆ 在免疫力容易下降的冬季，要有意识地加强维生素A、维生素C、维生素E等强抗氧化能力的营养素补充。

要是对认真做饭感到有压力怎么办

有很多家长认为“我们家孩子平时都吃学校提供的学生餐，所以很放心”。确实，学校提供的学生餐菜单都是营养师根据《日本人的膳食摄取标准》来制定的。

当然，仅仅依赖学生餐是不够的。然而，在忙碌的日常生活中，还要准备完美的餐食可能会让人感到有负担。这时不要忘记学生餐的存在，稍微放轻松一些吧。

本书旨在确保您不会错过任何重要信息，内容基于最新研究。并不是说您必须做所有的事情。从感兴趣的、能做到的事情开始就好。请不要因为这些信息而感到有压力。

小知识

维生素A、维生素C、维生素E是很容易摄取的

缺乏维生素A、维生素C和维生素E的人虽然很多，但通过服用营养补充剂等方式，能相对容易地补充这些营养素。同时摄入维生素A与油脂，能让身体更容易吸收。维生素C虽然摄入后很快就会被排出体外，但在容易感冒的季节，也可以考虑通过营养补充剂来补充。维生素E具有很强的抗氧化能力，所以推荐将杏仁或花生等食物作为零食来补充维生素E。

专栏

尽量避免养成“吃甜食”的习惯

过度摄取添加糖会对全身都造成影响，包括皮肤（如痤疮、皱纹）、大脑（如阿尔茨海默病）、消化器官（如脂肪肝）和骨骼（如骨质疏松）。

我们的大脑中有一个被称为“奖励系统”的回路，当我们的欲望得到满足时，会感到幸福。当我们频繁且大量摄入糖分时，“奖励刺激”的反应会减弱，这就需要更多的糖才能让我们产生与之前相同的幸福感。如果孩子有经常吃甜食的习惯，可以试着减少摄入频率和量。

为了避免摄入甜食，对于高糖分的食物，如点心，我建议遵从三不要——“不要看、不要买、不要带”。如果每天都在给孩子吃巧克力或冰淇淋，首先应该减少食用频率。比如不是每天吃，而是每3天吃1次，进而每周吃1次，这样逐渐减少。同时，也不要在食品柜、冰箱或冷柜中储存这些食物。

你可以将零食换成红薯、南瓜、水果、坚果、豆类、鱿鱼干、醋渍海带等，还可以通过兴趣爱好或做游戏等来刺激“奖励系统”。

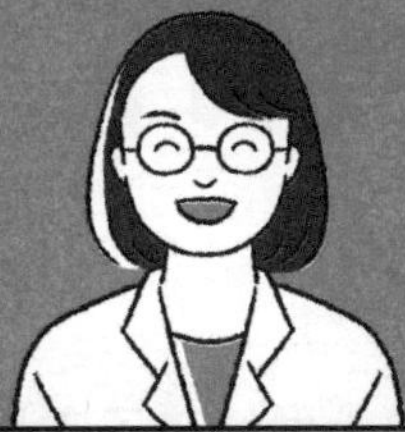

PART 3

超越餐桌

10个方法培养孩子的健康饮食习惯

41 即使是孩子不喜欢的食材，也要做8～15次

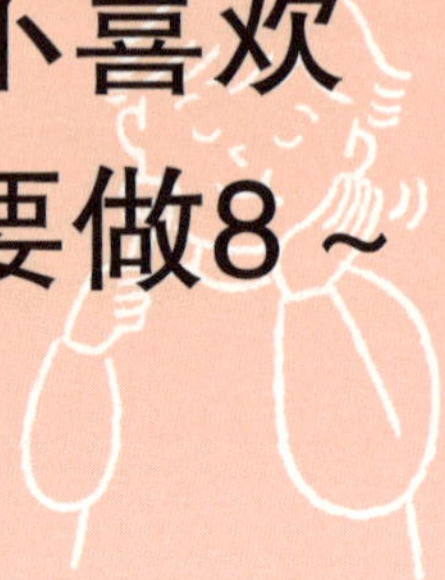

➡ 积极地做给孩子吃是关键

即使孩子不吃，也不要灰心

某项研究发现，孩子不喜欢吃的食物，只要坚持做8～15次，孩子就慢慢能吃了[96]。为了营养全面而准备的食材，即使孩子不感兴趣也没有关系。

孩子变得愿意吃这些食物的关键是：

- 父母对于吃饭这件事，也采取了十分积极的态度；
- 父母也要愉快地用餐。

“这对孩子的心灵和身体的成长都是很有帮助的”，秉持这种积极的态度是十分重要的。并且当父母吃饭吃得特别香的时候，孩子最终也会选择拿起筷子。

每次吃饭都会围绕“吃”或“不吃”进行争执实在是太痛苦了，会让人很想逃避吧。吃饭原本是一件开心的事情，而不应该是一件痛苦的事情。

42 和孩子一起烹饪

➡ 培养孩子的健康饮食意识

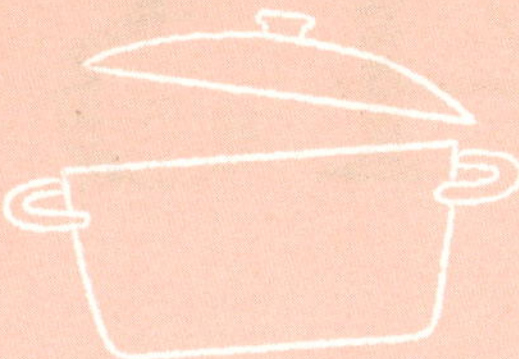

孩子学会烹饪能产生积极的影响吗

做饭并不是一定得亲手来操作。买一些熟食，或者利用冷冻食品，这都完全没有问题。

不过，拥有一个愉快的烹饪环境就是很好的。孩子们从小就参与烹饪，并慢慢地能够独当一面地操作，这对于终身健康有着重大的意义。孩子们通过掌握烹饪技能，对饮食、烹饪都能更有自己的主见，提高了生存能力。

有研究表明，会做饭的人总体上比不会做饭的人更健康（专业厨师除外）。即使是简餐，比如只需要搅拌或者切割食材，也建议您和孩子一起走进厨房。

43 选择市售熟食时，尽量选择低盐的

➡ 即使最开始觉得有些不满足，但渐渐就能品尝到美味

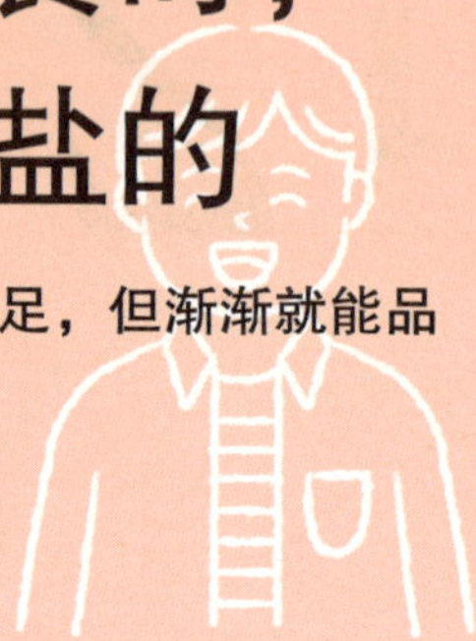

注意一下市售熟食中的盐分就可以了

一般来说，市售熟食由于具有流通性，为了方便保存，通常含有较多的盐分。除此之外，还经常会添加防腐剂等。

我们的细胞通过“受体”（类似于细胞中的天线）来感知盐分。如果我们经常吃高盐食物，受体就会认为“该我们出场了”，然后数量开始增加。

由于受体数量增加过多，我们便会对味道淡的食物感到不满足，导致摄入过多的盐分。

然而，如果逐渐减少盐分的摄取，受体的数量也会随之减少。最终，你会发现即使是味道淡的食物也很美味[97]。

在查看食品的营养成分表时，应检查“食盐当量”是多少克。根据2020年的日本食物摄取标准，6~7岁的孩子每天的盐分摄取量应低于4.5g，成年男性应低于7.5g，而女性应低于6.5g。

因此，如果按照成人的口味来调味，儿童就会摄取过多的盐分，所以我们应尽量减少盐分的摄入量。（编者注：根据《中国居民膳食指南（2022）》，4～6岁儿童每日食盐建议摄入量小于3.0g，7～10岁小于4.0g，11～17岁小于5.0g，健康成年人不高于5.0g。）

在选择市售熟食时，要从“能否摄取到蛋白质”这一视角来选择

如果要在街上的熟食店选购，建议选择调味较淡的店家。

如果你在纠结“我应该买什么”，可以从是否能摄取蛋白质的角度来选择。例如，选择在家里不易制作或者需要花费大量时间制作的食物，如烤鸡肉串或者用酒糟腌制的烤鱼等。又或者选择需要花费大量时间烹饪的炖菜，以及容易显得单调的沙拉，这样也很便捷。在特别的日子里，可以选择能同时提供主食和主菜的寿司等食物，也能补充一下DHA和EPA。

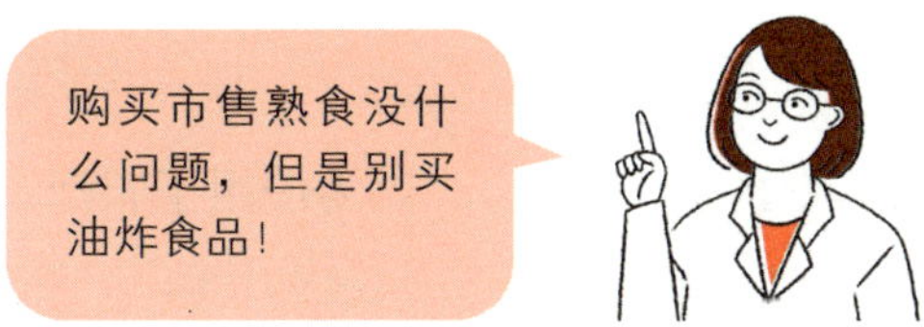

44 了解农药和添加剂

➡ 凭借正确的知识，摄入更加安全、让人放心的食物

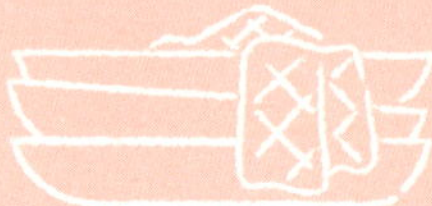

日本的农药是否安全

农药的使用规定每个国家都不同。

在日本，关于除草剂、杀虫剂等农药的安全性，是由农林水产省、厚生劳动省、环境省等各机关单位协同进行毒性试验和安全性试验后，才最终确定了ADI（能安全摄取的量）。

想要制作出既好看又美味的产品，尤其是完全受自然环境影响的农产品，绝非易事。“农药含量为0”并不是唯一的解决方案。

日本市面上出售的普通食材，都完全符合相关规定。因此从残留农药水平来看，“因为使用了农药，所以对人体有害”这种说法并不正确。

不过，有一些没有被欧美国家使用的除草剂、杀虫剂，却正在被日本使用，这也是铁打的事实。比如，在日本的草莓种植中

就使用了欧洲国家不用的新烟碱类农药（杀虫剂），这也曾引起社会的广泛关注和讨论。

另外，在海外也有这样的数据。对在使用农药的地区附近出生的儿童，与没有使用农药的地区附近出生的儿童进行比较，前者患孤独症的人数更多，这是来自美国加利福尼亚大学戴维斯分校的研究[98]。

此前美国还有一则新闻，在日本也引发了关注。那就是宣称"农药导致我患上癌症"的原告将生物化学生产公司孟山都告上法庭并胜诉的事件[99]。

随着对进口商品的限制放宽，进口的小麦、大豆和畜牧肉类中的抗生素等物质的使用也引发了一些担忧。

不过，现在各国都在陆续推进多样化的低农药、无农药方案。在我们支持这些决策的同时，对于目前市面上销售的蔬菜，也不用过于担心，正常地购买食用即可。

日本的添加剂安全吗

关于添加剂的安全性，日本有相关规定。只是从国际标准来看，比起日本，欧美国家的规定要严格得多。

另一方面，用于补充营养素而加入食物中的添加剂（比如麦片中添加的维生素D、饮料中添加的钙等），也是欧美国家使用得更多。所以日本在食品方面难以改善人们营养素缺乏的现状。

日本的有机食品正在发展吗

针对“为什么选择有机食品”的提问，在欧洲最多的回答是“为了地球”[100]。

2015年在意大利米兰举办的世博会，主题是“滋养地球，生命之源”。当时最受人瞩目的便是联合国展馆传达的理念，即通过扩大有机种植（循环农业）来维持地球的健康，这对解决地球饥饿问题也能发挥重要作用。

另外，日本方面，在2015年的日本公共卫生学会上，我发表了一项名为“日本母亲对有机食品的意识调查”的研究。

日本人针对“购买有机食品的原因”这一问题的回答（多选）是“因为安全95%”“因为味道好25%”“因为对地球友好10%”[100]。

在日本，“选择有机是为了地球”的理念还没有得到充分的传播。

可能有很多人认为日本人很重视“饮食”。然而，从全球角度来看，也许并非如此。

让我们先从人们食用的食品是“在哪里”“如何”“由谁生产的”开始了解吧。

45 确定进食时间

➡ 尽量避免晚上8点以后进食

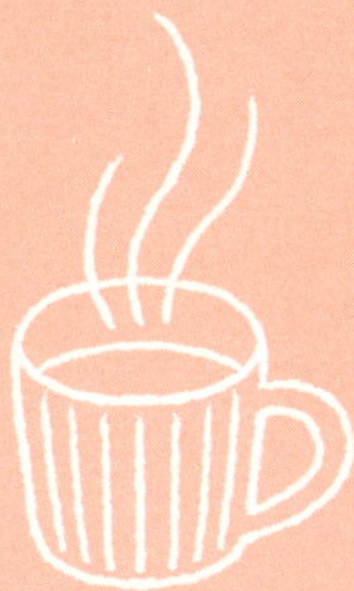

并非“随时吃饭都可以”

作为生物，我们体内有一个模式，即在白天进行“异化作用”（分解并利用），而在夜间进行“同化作用”（储存）。

因此，如果在晚上8点以后进食，多余的热量就会在体内积累，这需要引起重视。晚餐应在晚上8点前吃完[101]。

生物钟是由“食物”来校准的

你听说过“生物钟”这个词吗？我们的身体内有：

- 位于大脑的“中枢时钟”；
- 位于全身细胞中的“外周时钟”。

它们各自工作并互相交换信息，这就是生物钟。

通过早餐，我们开启了崭新的一天，也就是打开了生物钟的开关，所以定时吃早餐非常重要。当然，以蛋白质为主的早餐是最好的[102-103]。

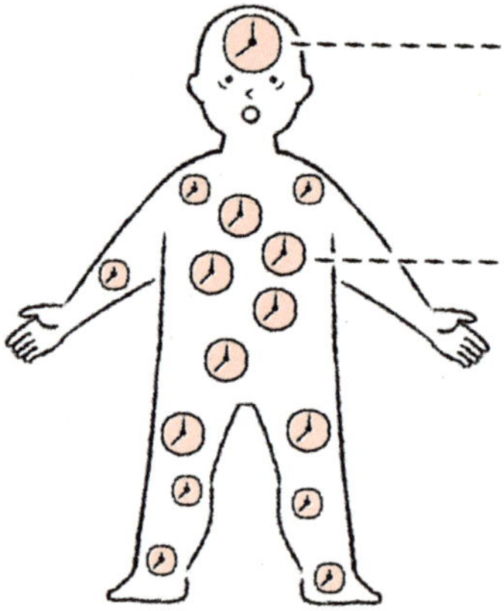

有研究结果表明，不吃早餐会打乱生物钟的节奏，容易导致身体不适。

此外，如果长期持续高脂肪饮食，生物钟的节律周期会变长。当生物钟的节律周期变长后，一天的生理节律会超过24小时，导致身体的新陈代谢节律会与实际时间不同步。这是非常不利和不便的，甚至会导致个人与社会节律脱节。

规律地好好保证一日三餐，就能让生物钟准确地运转，对预防肥胖和代谢疾病会有积极的影响[104]。

46 别让你的孩子吃饭时分心

➡ 从生长发育和安全性的角度来看都不好

可以“边看电视边吃饭”“边走路边吃饭”吗

有研究显示，边看电视边吃饭会增加肥胖的概率[105]。

不论哪个年龄段，最好都在关闭电视、电脑屏幕等的环境中就餐。看看食物的颜色和形状，感受它的香味，品尝口感，这样吃饭是最好的。

另外，边走路边吃也是不行的。这样做不但有失礼仪，更重要的是会增加窒息的风险[106]。

例如，一边跑来跑去一边吃东西、塞入口中的食物过多等，都属于没有专心吃饭的行为，案例中有因此而丧命的孩子。

47 尽量避免让你的孩子独自就餐

➡ 通过很多数据得知，多人共餐是有益的

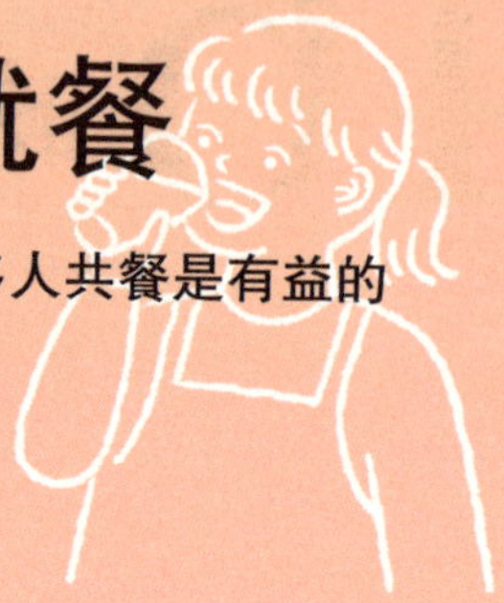

可以让孩子独自就餐吗

我想有很多家庭的孩子吃饭时都是独自一人。来我诊所就诊的患者中也有几个来自这样的家庭。虽然这是家庭情况导致的无奈的事情，但我希望大家尽可能避免让孩子一个人吃饭，努力想解决办法。

研究发现，独自就餐的人和多人共餐的人在膳食平衡、蔬菜摄取量、总体健康度、端粒长度（染色体的末端部分，长度越长寿命越长）等各个方面都有差距[107]。

独自就餐的问题，不应该视为单个的家庭问题，而应该从社会整体的角度来思考。我们不要忘记有些家庭由于各种原因不得不让孩子独自就餐，希望大家都能用各自的方式去提供帮助。

48 零食只准备要吃的量

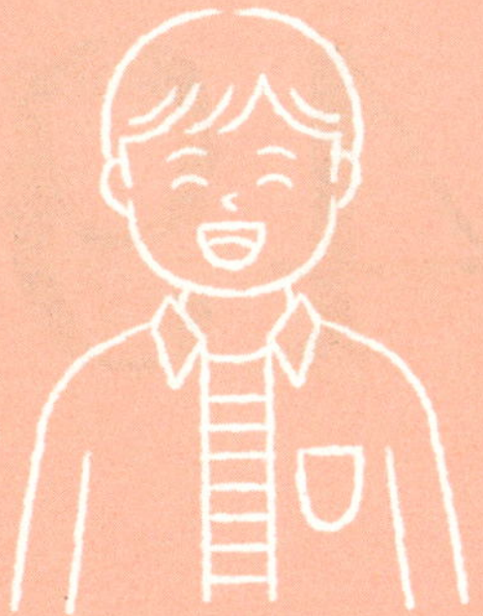

➡ 要吃的量是由父母来控制的

我的孩子总是吃太多零食，怎么办才好呢

孩子的饮食基本上是由大人管理的，因为孩子无法正确判断吃什么、吃多少。

建议提前将适量的零食放在盘子里。虽然有一些费事，但如果你使用装饰盘子（如孩子喜欢的动画角色的盘子）或可爱的花边餐垫，便可以增加孩子的食欲。我强烈推荐这种做法。

即使是零食，吃得太多也会把胃撑大，让人很难有饱腹感，从而导致肥胖。从1岁开始，就可以在家庭中规定“不在饭前吃零食或甜食”，并让全家人一起遵守。即使孩子长大后开始独立生活，他们也已经习惯了不在饭前吃零食。如果从小就养成这种习惯并一直坚持下去，那么这种习惯就会伴随他们一生。

49 出生5～6个月后开始吃辅食

➡ 要注意避免蛋白质摄入不足

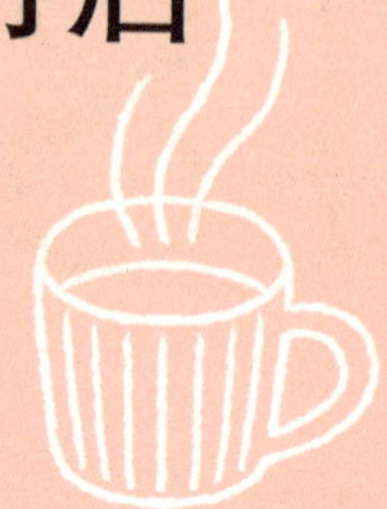

开始添加辅食后要预防窒息

根据世界卫生组织2021年的建议，婴儿在出生后的6个月内母乳喂养，6个月后开始添加辅食。

在婴儿出生5～6个月开始添加辅食后，因食物引发的意外窒息事故很多，所以日本儿科学会已经发出了警告，要求大家万分小心。

在日本过去的50年里，常规的做法是用10倍粥（译者注：婴儿辅食做法，将米和水按1：10的比例熬粥）作为最初添加的辅食，但在其他国家，往往是从燕麦粥或蔬菜泥开始添加的。

BLW（Baby-Led Weaning，婴儿自主进食）在部分家长中引起了关注。尽管让婴儿自己决定何时吃什么的概念可能听起来很有意义，但由于自主进食导致营养失衡和营养障碍的案例也不少，因此并不推荐这种做法。

为了预防过敏，要重视蛋白质的摄取

研究显示，从婴儿出生的5～6个月开始通过添加辅食摄取蛋白质，可以预防食物过敏[108]。

在日本，由于大家过度担心食物过敏问题，因此有很多人甚至会将辅食中添加蛋白质的时间推迟到1岁左右。然而，这样做会导致婴儿缺乏身体和大脑发育所必需的蛋白质，从而导致营养不良和营养失衡。

我们应该谨慎而逐步地给婴儿添加蛋白质，如豆腐、小沙丁鱼干和熟透的水煮蛋的蛋黄等。

在此过程中，利用婴儿辅食记录APP或拍照片等进行观察和记录会很有帮助。现在有很多婴儿辅食记录APP可供选择。除了可以检查每个月龄可食用的食材并记录婴儿吃过的食材外，还可以记录婴儿不喜欢的或有过敏反应的食材等。您可以选择符合自己喜好和使用习惯的应用程序。

\ 小知识 /

选择母乳喂养还是配方奶粉

母乳中含有非常珍贵的免疫成分。尽管对母乳研究的进步已经使得配方奶粉的成分接近母乳，但仍然有一些成分只存在于真正的母乳中。我们建议尽可能在婴儿出生后的6个月内给予母乳喂养。另一方面，母乳中的某些成分（如铁、维生素D等）相比配方奶粉要少。现实中也可能因某些原因不能给予母乳喂养，所以用配方奶粉来提供婴儿所需的成分也未尝不可。

50 积极利用儿童营养补充剂

➡ 不要试图只通过饮食来追求完美

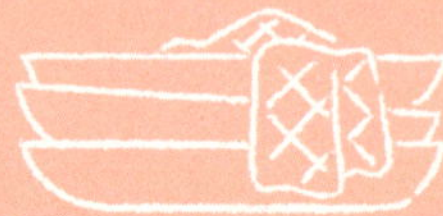

虽然想让孩子通过饮食摄取充足营养，但现实如何呢

相较于欧美，日本的营养补充剂研究和使用的历史较短。目前，仍有许多父母希望能通过饮食来满足孩子的营养需求。然而，现实是：

- 食材本身所含的维生素和矿物质的含量已经明显比过去少了；
- 实际上，只通过饮食来维持身心健康并提升营养水平是很困难的；
- 在大多数家庭中，饮食方面做到营养均衡几乎是不可能的。

考虑到这些情况，我认为从婴儿时期开始，就可以选择营养补充剂作为营养补充的方法。

什么样的营养补充剂才是安全的呢

在药店和网络上，大容量的营养补充剂以低价、超值的方式出售。但是，在网上购买营养补充剂时需要小心，因为有很多劣质产品，实际上有的劣质产品可能会引起肝功能损伤等身体问题。

在选择儿童的营养补充剂时，最好咨询可信任的医生。如果医生回答说“不需要服用营养补充剂”，那么尊重他的意见并决定不服用也是没错的。

如果附近没有可以咨询的医生，选择知名的制药公司或大品牌的产品也是一种方法。

在我的诊所中会通过验血来确认营养成分的摄入情况。我们给服用了4个月某品牌营养补充剂的患者做检查，发现应补充的营养素的水平并没有提高，这样的例子不止一个。

如果因为没有可以咨询的医生等原因，对使用营养补充剂感到不安，那么可以尝试在药店等商店销售的婴幼儿营养食品（如强化铁和钙的威化饼干等），或强化维生素D的牛奶、无糖麦片等。

专栏

汉方药对儿童也有效果

在我的诊所经常会开汉方药的处方。汉方药是1400多年前从中国传来的，后来在日本独立发展。现在属于日本的传统医学。

汉方药践行“整体诊疗”的理念。西药通常是针对A病症开A药，采取一对一的治疗方式，但汉方药则是通过整体观察患者的体质和类型来治疗的。

我想许多人对汉方药有“改善体质”和“见效慢，需连续服用几个月才会有效”的印象。然而，也有一些汉方药能够在急性期使用并立即见效。此外，有许多汉方药对婴儿夜啼、幼儿呕吐、腹泻、发热、学龄儿童的焦虑症、夜尿症等多方面有效。“葛根汤”等在药店有售，但浓度与医生开的处方不同。接下来我会介绍一些适合儿童服用的温和的汉方药。但是，请注意，选择汉方药不仅仅是针对症状，更需要针对每个孩子的体质和类型。所以，这个表格也仅供参考，还是应该让对汉方药比较有经验的医生来开处方。汉方药也在医保范围内，所以花销不会太大。

治疗干咳	麦门冬汤
治疗流鼻涕	小青龙汤
治疗腹泻、恶心	五苓散
治疗便秘	麻子仁丸

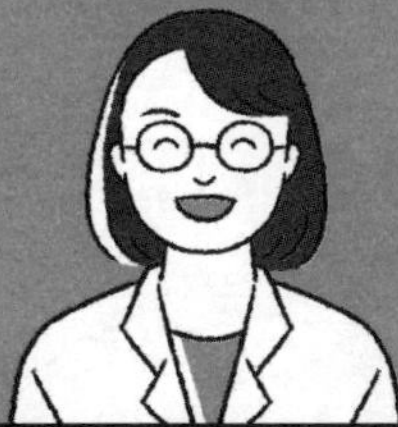

PART 4

门诊案例

儿童常见问题的饮食解决方案

强烈焦虑时，会出现问题行为

烦恼

一个小学6年级的男孩。因为有食物过敏，从小能吃的食物有限。他开始在上课时喊叫，被老师批评，也被同学们疏远。他本人说，是因为同学们做了“奇怪的事情”，令他感到非常不安，所以才大声叫喊。

回答

验血的结果显示他缺铁和锌，以及蛋白质不足。我为他开了补铁和补锌的处方，并进行了饮食指导，还要求他额外补充无添加的蛋白质粉。

注意：如果对相关食物有过敏反应，请务必咨询医生。

过程

治疗2周后，男孩在教室里渐渐地减少了喊叫，变得冷静一些了。治疗方面，半年内补充缺乏的营养素和定期验血监测，顺利地解决了营养素缺乏的问题，将相关数值从基准范围改善到了最佳水平。同时，他的学习意愿也增强了，进而提高了学习成绩。

缺铁和锌可能会导致情绪不稳定

当孩子出现行为问题或身体不适时，我们都会感到担心。在这里，我会针对患者就诊时的常见问题进行回答并提供解决方案。

仅仅因为铁的不足或缺乏，就可能导致出现情绪障碍，如易怒、暴躁，在严重或长期缺乏的情况下，甚至可能与行为冲动和攻击性倾向有关[18]。

此外，锌的不足或缺乏也可能导致情绪低落，无法集中注意力[23]。

我想大家可能都知道，铁的缺乏会导致缺铁性贫血，但实际上也存在锌缺乏伴发贫血。这是一种常见的症状，即使铁的含量刚刚足够，但由于缺锌，也会导致贫血。此外，还存在由缺乏维生素B_{12}或叶酸引起的巨幼红细胞贫血。

即使血液中的锌含量在正常范围内，实际上往往仍有不足，最好提高到正常范围的中上部。

另外，在医学界，“不足”和“缺乏”有不同的含义，我们在使用时要区分开来。即使数值在正常范围内，如果刚刚达到临界值，也需要引起关注。

- 不足 = 尽管验血后的数值在正常范围内，但对于功能的运行来说，该水平是不足的。
- 缺乏 = 验血后的数值低于正常范围。

缺铁又缺锌引起的贫血不仅仅表现为身体症状，还会影响大脑神经功能。因此，比起缺乏其中一种矿物质，两者都缺导致的问题会更严重[109]。

铁和锌双重缺乏会进一步加剧焦虑感

铁和锌其中任何一样不足或缺乏都会增强焦虑感，如果两者都不足或缺乏，那么焦虑感会进一步加剧。

铁的不足或缺乏会导致负责记忆和高级功能的海马体功能下降，从而引起脑部信息处理速度下降、精力下降、学习障碍等症状。

在身体方面，可能会出现头晕、站立不稳、容易疲劳、呼吸急促等症状。在幼年期，这些症状往往不容易被察觉到，但在看不见的大脑内部已经产生影响。

锌的不足或缺乏可能会引起皮炎、口腔炎、免疫力下降、生长发育障碍等问题。我们已经知道，在大脑内部，它与抑郁、记忆力减退等有关。这是因为锌本身在海马和大脑皮质等与记忆相关的大脑区域中含量较多。

在缺乏铁的情况下，如果锌也不足，可能会导致更多“容易发生”的不适。除了免疫力下降之外，精神层面可能会出现抑郁、焦虑，也可能增加发生抽动障碍的风险等。

有很多患有抽动障碍的孩子和他们的家长来到我的诊所寻求帮助。通过验血，我会给他们开铁和锌的补充剂（如果还缺乏其他元素，也必须补充）。虽然他们的病情可能会有反复，但大多数情况下都会慢慢得到改善。

孤独症、ADHD（注意缺陷多动障碍）、发育障碍儿童也可能出现铁和锌缺乏

在我的诊所里，经常有发育障碍的儿童及青少年来就诊。他们的症状从轻到重，年龄从出生到17岁不等，甚至还有成年的ADHD患者，人数非常多。

这些未成年人和成年人几乎100%都存在铁和锌的不足或缺乏。研究表明，有发育障碍的人更容易出现这两种元素不足或缺乏的情况，所以需要特别注意。

虽然并非所有人都见效，但孤独症孩子的脾气如果非常暴躁，通过补充铁和锌，几个月后往往能大大减少他们暴躁的次数。

此外，对于那些没有发育障碍但常把“总觉得不爽”挂在嘴边的孩子，通过给他们补充铁和锌，也能使他们平静下来。

小知识

通过补铁和锌提高成绩

研究已经表明，补充铁和锌可以提高学习成绩。实际上，来我的诊所就诊的孩子们，在接受了饮食指导和营养素补充疗法后，对学习的态度也发生了改变，甚至有些原本没有意愿参加升学考试的孩子也开始积极地就升学问题进行咨询。

经常和朋友发生矛盾

烦恼

一个小学2年级的男孩，从幼儿园开始，就经常因为和同学闹矛盾而被老师叫去办公室。他自己的解释是，即使他让对方停下来，对方仍会一次又一次地推搡他的肩膀。另外，每天早上，他总是没有时间吃早餐。

回答

通过看诊和验血检查，发现他缺乏蛋白质。所以，我建议他在早餐时吃1个鸡蛋，以及在高蛋白质的酸奶中添加蛋白质粉等，确保摄取至少80g的蛋白质。

注意：如果对相关食物有过敏反应，请务必咨询医生。

过程

大约过了1个月，他的问题明显减少了，朋友也多了，变得更爱上学了。

通过早餐时充分摄取蛋白质，减少与朋友的矛盾

经常在诊所里看到这样的情景，母亲说："我家孩子总是很容易发怒和焦躁，我都不知道怎么办才好……"而一旁的孩子则插嘴说："妈妈你才总生气呢……"

正如我在前文中所提到的，从20世纪90年代开始就有研究表明，充分摄入蛋白质可以减少与周围人的冲突[2]。2017年有研究结果显示，早餐时充分摄入蛋白质的人更能保持友善的态度[3]。在这里，"充分"是指蛋白质的量（食物中包含的蛋白质的量）达到35g。尽管这是针对成人的研究，但这个量也算多的。

这项研究是针对德国大学生进行的。在相同热量的早餐中，他们被分为高碳水化合物组和高蛋白质组，进行了"最后通牒游戏"。结果显示，"高碳水化合物组"的人倾向于拒绝对方的提议，而"高蛋白质组"的人更愿意接受对方的提议。

这个游戏通常应用在行为经济学和博弈论的研究中。游戏的内容如下：

- 提议者A收到一笔钱；
- A提出将其中一部分给予接受者B；
- A可以自由决定金额；
- 如果B接受该金额，那么他们两个人都可以拿走这笔报酬；
- 如果B拒绝，那么他们两个人都将空手而归。

例如，如果提议者A提出"我会给你（接受者B）5000元中

的500元”，如果B拒绝这个提议，将得不到任何钱，但如果接受，将得到500元。

那么，你会接受这个提议吗？你是否会认为得到500元总比没有好，而选择接受吗？

实际上在进行这个游戏时，拒绝的人的比例很高。接受者可能会认为“我得到的太少，对方得到的太多，这不公平”，所以他们会让提议者也得不到利益，以此作为惩罚而拒绝。这反映了公平感、利他心等，越宽容、越能接纳他人的人越不会拒绝，而越想要惩罚别人的人越可能拒绝。

蛋白质与心情、情绪密切相关

这项研究关注的是在食物成分（碳水化合物、蛋白质、脂肪、维生素和矿物质等）的影响下，社会行为和社交行为将如何变化。

大约20年前，对饮食和情绪的研究关注的是血糖下降可能引起抑郁和烦躁。吃甜食会让人瞬间感到幸福，但之后分泌的胰岛素会导致血糖急剧下降，从而引起疲劳、情绪低落、困倦和烦躁。

然而，现在的研究关注的不仅仅是血糖问题，还关注蛋白质和心情、情绪的关系，因为构成蛋白质的氨基酸也是我们脑内激素的原料。

研究者们的结论是，早餐的营养成分、分量和内容可能会影响社会性决策。他们不仅在血糖波动方面进行了研究，还通过血液检测分析了酪氨酸、色氨酸等氨基酸（构成蛋白质的成分）的变化，从而得出结论：饮食内容和反社会行为可能密切相关。

小知识

缺少蛋白质会导致伤口难以愈合

皮肤、头发和指甲都是由蛋白质构成的。如果摄入的蛋白质不足，它们自然会变得脆弱。例如，指甲可能变得容易劈裂，头发可能变得干枯等。通过验血发现，伤口愈合不良的患者蛋白质水平较低。

日本人的蛋白质摄入量从20世纪50年代开始随着经济的高速增长而增加。之后，从90年代中期开始减少，近年来已经降至1950年的水平。这种趋势在十几岁年龄段的人群中也是如此。

因此，有研究报告指出，可能需要摄入比以前的标准更多的蛋白质。

事实上，我在诊所里接诊过许多身心状况不佳的孩子，他们大多数都缺乏蛋白质，这是一个相当严重的问题。

因为肌肤脆弱而饱受困扰

烦恼

一个小学5年级的女孩。她从小就被诊断为特应性皮炎（湿疹），并经常涂抹含有类固醇的多种软膏。她的皮肤很干燥，肘部和膝盖内侧等地方有时会变得非常痒。由于皮肤敏感，她平时尽量避免日晒，并且母亲还会为她涂抹上防晒霜。

回答

从验血的结果来看，她缺乏锌和维生素D。除了给她开了锌的补充剂，还推荐了既安全又有效的维生素D补充剂，并对她的饮食进行了指导。

注意：如果对相关食物有过敏反应，请务必咨询医生。

过程

开具处方1个月后，她并未感觉到皮肤有很大的变化，但是涂抹类固醇软膏的次数已经减少。另外，出汗时仍然会感到皮肤痒。虽然夏天吹空调会造成皮肤干燥，出汗也容易使皮肤状况恶化，但是她在接下来的2个月通过继续服用锌和维生素D，渐渐使皮肤状况稳定了下来。

同时缺乏锌与维生素D，容易造成皮肤问题

在医生使用的《锌缺乏症的诊疗指南》中，皮炎被列为诊断标准的首要项。这足以说明皮肤问题和锌有非常紧密的关系。如果皮肤状况一直不好，我们应该怀疑是否有缺锌的情况。

此外，我们已经知道，维生素D受体（类似于细胞的天线）存在于几乎所有的细胞中，对于皮肤而言，维生素D也是重要的必需营养素[110]。

我们人类所需要的维生素D中，有80%是通过直接晒太阳产生的。但是，现代人大多数都在“防晒”。如果你住的地方纬度越高，接触到的紫外线就越弱，合成的维生素D也越少。

指甲脆弱常常也是缺锌和维生素D引起的

如果指甲非常软，像要断裂，或者很脆，或者容易变形，那么很可能缺乏锌和维生素D。补充锌和维生素D大约3个月后，指甲就会变得坚硬，比以前更坚固。

如果有维生素D不足或缺乏的情况，那么人体就无法有效利用矿物质。例如，即使你体内有足够的钙，一旦缺乏维生素D，这些钙也无法被利用。

在一项对300多名伊朗儿童进行的研究中，发现缺乏维生素D的儿童往往也缺乏锌，这明显说明了两者之间的相关性[111]。

银屑病也与维生素D有关

皮肤病中有一种叫作“银屑病”。这种皮肤病是由于皮肤表皮的角质形成细胞在异常快速的周期内过度增殖，导致皮肤变厚、变粗糙。然后，皮肤很快就会开始脱落，变得像鱼鳞或头皮屑一样。

有很多研究表明，这种情况与维生素D有密切的关系。虽然补充维生素D最好是口服，但针对银屑病的治疗也有维生素D的外用药膏。在日本，医保范围内的维生素D外用药属于“活性型”，如果大面积长期过量使用，可能会引发高钙血症导致的痉挛等副作用，所以一定要遵医嘱。另外，有很多研究表明，痤疮（粉刺）与维生素D和锌也有关。

虽然不能说维生素D和锌是“解决所有问题的方案”，但它们的应用范围确实相当广泛。此外，即使你最初的目标是解决皮肤问题，服用维生素D也可能会给你带来一些额外的好处，比如改善睡眠质量、稳定情绪等。

肌肤异常干燥，奇痒无比

烦恼

一个小学1年级的女孩。她总是忍不住抓挠身体的各个部位，全身的皮肤都很干燥，皮肤摸起来一点都不滋润。

回答

通过视诊和触诊，发现这个孩子全身皮肤都有干燥的现象，验血结果显示DHA、EPA、锌、维生素D的含量都偏低。

为她开具了两种外用药，一种用于保湿，一种用于保护皮肤。此外，还建议她在饮食上多吃鱼，特别是青皮鱼，最好每天都吃。但是突然被要求每天都吃鱼还是有些困难，因此建议她在味噌汤等食物中添加DHA和EPA鱼油，坚持每天摄入约600mg。

注意：如果对相关食物有过敏反应，请务必咨询医生。

过程

开具处方3个月后复诊时，她皮肤的干燥情况已经有所改善。治疗上依旧继续使用DHA、EPA鱼油和外用药，又过了3个月，她的皮肤变得更加有弹性了。

ω-3的不足或缺乏与皮肤干燥及炎症密切相关

这个问题与我在P146中介绍的问题相似，但这里我们将重点放在皮肤的干燥问题上。

皮肤干燥意味着皮肤的屏障受到了损害，这使得过敏原（引起过敏的物质）和病原体更容易从皮肤进入体内。另外，如果对皮肤干燥问题放任不管，会更容易引发过敏和不适。所以我们应该认真对待并采取相应措施。

在这个案例中，验血结果显示DHA和EPA的含量偏低。DHA和EPA是青皮鱼中含有的ω-3脂肪酸。正如我在P046-051中所述，ω-3脂肪酸对身心都有益。当然，它对皮肤的改善效果也很明显，ω-3不足或缺乏可能会导致皮肤干燥和炎症[112]。

请确保摄取足够的DHA和EPA，从身体内部改善皮肤的干燥问题吧。

湿疹和干性皮肤

湿疹的特点是瘙痒和炎症，其中一个原因是皮肤干燥。如果从婴儿时期开始就出现了皮肤干燥，皮肤屏障就容易被破坏。因此，通过这种脆弱的皮肤，过敏原和病原体就容易进入身体，从而可能导致湿疹或过敏。

如果皮肤干燥，可以请医生开具一些保湿剂，并每天坚持涂抹。涂抹时的要点是：

- 保证身体处于清洁状态；
- 如果是洗完澡，要在3分钟内涂抹；
- 保湿剂的用量要足够多，达到足以让纸巾粘在上面的程度；
- 不要用力擦，用手心轻轻涂抹直至吸收。

解决皮肤干燥，保湿和保护都需要

当然，为了解决皮肤干燥问题，我们必须从身体外部进行治疗。

研究表明，当皮肤干燥时，最好是叠加使用两种药膏，一种是为了“皮肤的保湿”，另一种是为了“皮肤的保护”。让保湿剂滋润干燥的地方，然后涂上有保护作用的外用药，就像盖上盖子或者铺上一层膜一样，保持皮肤不干燥。

在日本，医生通常会开具含有“类肝素”的药膏作为保湿剂，而保护性药膏则大多是白色凡士林。

市面上出售的保湿剂中，含有神经酰胺的产品也很好，但价格稍高。另外，神经酰胺类产品不能通过医疗机构开具。

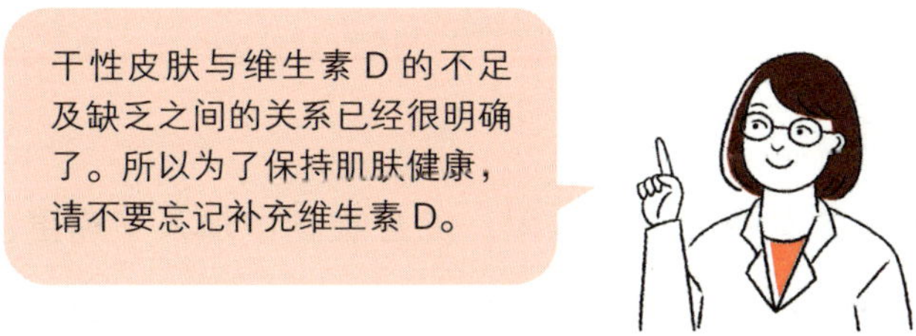

腹泻，食欲时好时坏

烦恼

一个小学2年级的男孩，从前一天的晚饭开始肚子疼，上了好几次厕所。虽然晚上好像是睡着了，但第二天早上又开始腹泻。早餐只吃了平时的一半，为了补充水分给他喝了大麦茶。

回答

腹泻时预防脱水很重要。可以通过给孩子喝水、大麦茶、淡一点的运动饮料，以及口服补液盐等勤补水。饮食方面，我嘱咐了家长，除了清淡点的粥和面条以外，也一定要补充含有各种营养素的食材，例如鸡蛋、水煮小沙丁鱼、鲣鱼干和芝麻碎等。在这个案例中，我开出了整肠剂以及治疗腹泻的汉方药。

注意：如果对相关食物有过敏反应，请务必咨询医生。

过程

按照我的医嘱充分补水了，并且在粥中加入了鸡蛋、水煮小沙丁鱼、鲣鱼干、芝麻碎等一起吃，2天左右腹泻就得到了改善。

腹泻的原因有几种

所谓急性腹泻，是指频繁排出软便或者水便，常伴有腹痛、食欲缺乏、恶心或呕吐等症状。一般在1周内好转，10天到2周内痊愈，原因多为食物中毒或感染性肠胃炎。当上厕所的次数减少到每天2次以内，并且孩子整体精神状态良好，就说明快好了。

另外，服用抗生素后也可能引发抗生素相关性腹泻。如果医生开了抗生素，也请他们开一些保护肠胃的药物吧。

一定要补充水分

一旦腹泻，主要还是预防脱水。给孩子喝些白水或口服补液盐。有的孩子因为肚子不舒服不想喝水，少量多次地给他们喝也可以，频繁补水很重要。

另外，饮食方面除了提供容易消化的粥和面条以外，还要加入一些其他食材来补充营养。身体越是虚弱的时候，越是需要补充营养。主要选鸡蛋或小沙丁鱼等富含蛋白质的食材，帮助孩子增强体质，度过不适期。

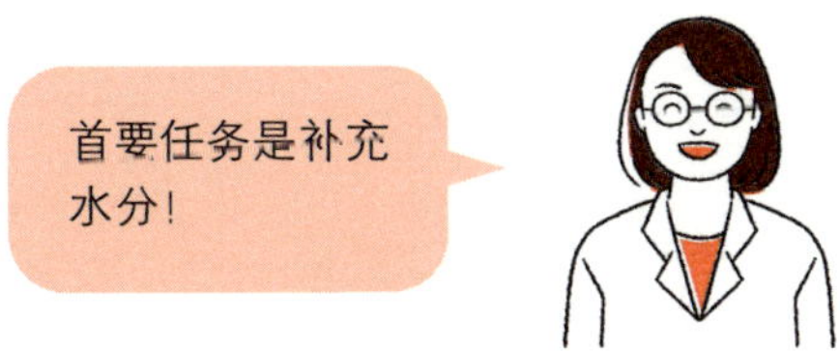

腹泻和便秘交替出现时，要咨询医生

腹泻和便秘交替出现，并且经常腹痛，这种情况持续2周以上就应该去看医生了。有可能是由于某些心理原因。

如果是因为压力造成的心理性的腹泻及便秘交替（IBS，肠易激综合征），治疗会采取汉方药治疗、营养与饮食疗法，在此基础上还会与认知行为疗法相结合，患者的症状在大多数情况下都能逐渐得到改善。

小知识

如果因腹泻导致屁股痛

由于持续腹泻，导致屁股附近的皮肤受损变红的情况不仅出现在婴儿身上，大一点的孩子也会出现这样的情况。

一般就是保持清洁，建议排便后用温水清洗屁股。外用药的话，氧化锌软膏的疗效显著。请医生帮忙开药是最好的，普通药店也能买到。

饱受便秘带来的痛苦

烦恼

一个小学1年级的女孩，婴儿时期就容易便秘。上小学后，也许是因为环境的变化，变得更容易便秘了。并且她的饭量小，还很瘦弱，不太爱吃蔬菜也不太爱喝水。早餐后，因为肚子疼上学差点迟到，或者上厕所后屁股疼的事情屡屡发生。

回答

我叮嘱了她一定要好好补充水分。另外，确认了她是否运动量不够。一边让她增加摄入牛蒡、全谷物、海藻等富含膳食纤维的食物，一边给她开具了整肠剂（益生菌）和汉方药处方。

注意：如果对相关食物有过敏反应，请务必咨询医生。

过程

正常吃药几天后大便的性状（硬度）就得到了改善。突然改变喝水、运动及饮食的习惯，对于一个小学1年级的学生来说不是一件容易的事，但在家人的帮助下，整体状况正在逐步改善。

牢记改善便秘的三大基本要素：水分、运动、膳食纤维

改善便秘的三大基本要素：

- 水分；
- 运动；
- 膳食纤维。

首先确认它们是否充足，充分补充欠缺的部分。

对于6岁的儿童，每天需要补充1.5～2L的水分，需要从饮食和饮品两个方面来摄取。他们往往不能自己察觉到口渴，因此需要养成时不时就喝3口水的习惯。（编者注：《中国居民膳食指南（2022）》推荐6岁儿童每日总水摄入量为1300毫升。）

在我们的体内，肠道的蠕动会推动食物残渣形成大便排出。活动身体能够刺激肠道蠕动，所以缺乏运动也是导致便秘的原因之一。

此外，食物的体积（重量）对于解决便秘问题也很重要，摄入一定体积（重量）的食物很关键。吃得少对肠道的刺激就很小，肠道不蠕动就会发生便秘。

确认好每天是否都摄入了膳食纤维，如杂粮、牛蒡等根茎类蔬菜、海藻等食物。说到海藻，很多孩子都喜欢吃带咸味的海苔。在日本，不论是儿童还是成人，每天摄取的膳食纤维的量几乎都是不够的，要注意补充。

关于便秘的治疗，建议咨询医生

在调整水分摄入、增加运动、补充膳食纤维后，使用整肠剂（益生菌）也很重要。在无论如何也改善不了的情况下，咨询医生请他开处方药吧。

一般来说，医保范围内的小儿便秘处方药，除了整肠剂（益生菌）和汉方药以外，还有乳果糖制剂和聚乙二醇制剂。这些药几乎不会被体内吸收，就算长期服用，家长也不用太担心。

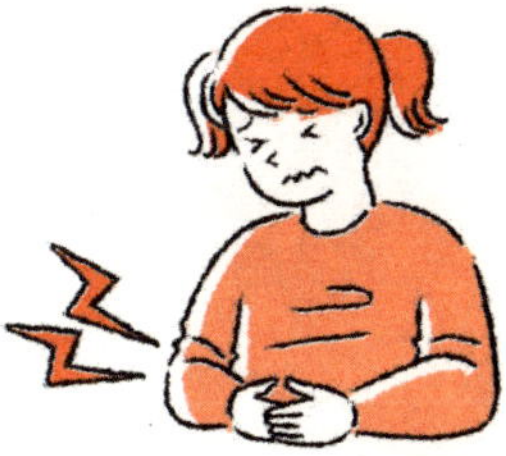

如果便秘已经严重到肛门附近堆积成栓状了，就应该先通过灌肠等方式去除粪便栓。

\ 小知识 /

养成规律的进食时间

几点进食对我们的肠道菌群有着极大的影响。即使是在暑假、年底年初或旅行等容易改变饮食时间的时期，也尽可能地安排在和平时一样的时间吃饭。特别是最近的小学生和中学生，会因为兴趣班的原因回家晚，所以晚餐时间也很晚。这肯定会打乱肠道菌群的平衡，并且还会影响到大脑，所以我们需要想出一些办法来应对这个问题。

些许感冒症状并伴有发热

烦恼

一个小学4年级的男孩，从前一天开始发热38.8℃，2天前开始嗓子疼。没有咳嗽，但从今早开始流鼻涕，头、膝关节和背部疼，无腹泻。

回答

考虑到可能是流感，所以进行了相关检查。为了缓解发热和关节疼痛，开具了解热镇痛的处方药。虽然没有治疗流鼻涕的药，但开了对感冒症状整体有效的汉方药，同时也为喉咙痛开了汉方药。如果开始咳嗽，建议少量吃一点点蜂蜜（适用于1岁以上的儿童）。鼓励多喝水、大麦茶等补充水分。由于食欲并未减退，为了增强免疫力，建议积极摄取维生素A，每天三餐都要吃有营养的食物，以鱼和蔬菜为主。

注意：如果对相关食物有过敏反应，请务必咨询医生。

过程

2天退烧，关节的疼痛也得到了缓解。退烧后的第二天开始咳嗽，但通过食用蜂蜜，感觉舒服多了。

感冒、发热时也充分摄取蛋白质吧

为了让身体能够有效对抗感染，保证白细胞的正常工作非常关键。长期严重食欲缺乏、蛋白质明显不足的孩子，往往身体内白细胞的数量相对较少，功能也较弱。白细胞和抗病毒的抗体都是来源于蛋白质的。应该摄入足够的蛋白质，如鸡蛋、鱼类、肉类和大豆制品（纳豆、高野豆腐、豆腐等），以尽快恢复健康。

维生素A能增强黏膜等局部免疫力

病原体是通过我们身体上与外界相连的“开口”进入人体的，比如鼻孔、嘴巴和眼睛等。这些“开口”的内壁被黏膜覆盖着，成为与病原体对抗的主战场。

维生素A在这里发挥重要作用，它帮助产生在黏膜处与病原体战斗的IgA（免疫球蛋白A）抗体。具有强大抗炎和免疫调节能力的维生素A，能调节局部的免疫反应强度，有效抑制病原体引起的炎症。

蔬菜等植物中含有的β-胡萝卜素在肠道内会被转化为维生素A并被身体利用。鳗鱼、银鳕鱼、海鳗、芝士、鸡蛋、海苔、紫苏、帝王菜、胡萝卜、菠菜等食物中都含有维生素A或可转化为维生素A的β-胡萝卜素。

摄入比平时更多的抗氧化物质

当出现普通感冒、流感等感染性疾病的症状时，如果我们充分摄入比平时更多的抗氧化物质，可能会帮助身体更快地恢复健康。建议将新鲜的鱼和蔬菜搭配一些调料、香料、香草等具有高抗氧化能力的食材一起食用。只有长期均衡的饮食，才能对我们的免疫系统持续有益。

蜂蜜有抑制炎症的作用

有研究显示，与医院常规开的药物相比，蜂蜜对于缓解咳嗽症状有显著效果[113]。

蜂蜜具有抗菌作用，它含有具有抗氧化作用的酚类化合物，能抑制炎症，另外还含有其他营养素。综合考虑这些因素，蜂蜜的效果相当不错。

再次提醒，一定要等到1岁以后才能给孩子吃蜂蜜。

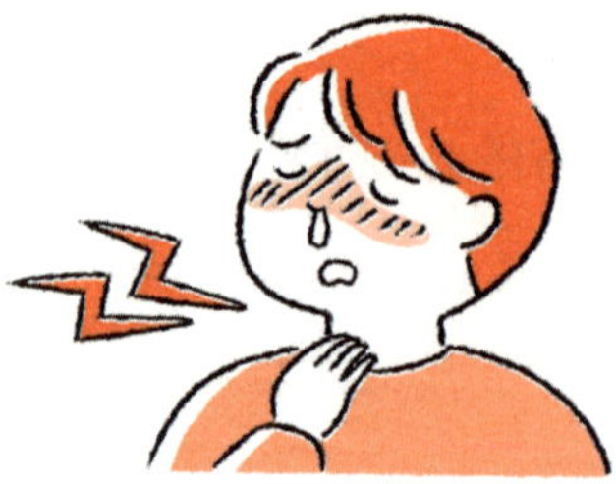

只吃点心和白米饭

烦恼

一个小学1年级的女孩。从幼儿园开始就异常挑食，不喜欢吃蔬菜和鱼类，只吃白米饭。她很瘦，也容易感冒。学校提供的学生餐中，很多菜品她都不吃，所以午餐时间变得很痛苦。她的母亲尽力劝说她改变饮食，但她很固执，不肯尝试。但她会愿意吃袋装零食等。

回答

围绕饮食内容和从幼年期开始的发育情况对这个女孩进行了相关询问，并进行了验血检查。针对她缺乏的营养素，开了汉方药处方，并进行了饮食指导。我告诉她的父母，就算是她不喜欢的食材，也要坚持做给她吃。

注意：如果对相关食物有过敏反应，请务必咨询医生。

过程

大约1个月后，她开始愿意吃以前不喜欢的食物了。2个月后，她不再讨厌学校的午餐时间，能吃的菜品也变多了。体格上的“瘦弱”也逐渐得到了改善。

极度偏食持续下去会有营养失调的风险

在孤独症的孩子身上经常可以看到极端挑食的情况。他们非常固执，只吃特定的食物。因为孤独症的人讨厌事物的变化，所以对特定的东西产生强烈的执着。

如果长期只吃白米饭，可能会得“脚气病”，严重时可能导致死亡。而那些吃麦饭而不是白米饭的人不会患上“脚气病”，因为麦饭中含有维生素B_1。

享受进食吧

有些父母为了纠正孩子挑食，不禁责备他们，但餐桌应该是一个愉快的地方。我们不应该只关注孩子不能吃的食物，而应将重点转向“怎样才能让进餐的时间变得更愉快”。

尽管如此，仍然有很多父母想纠正孩子挑食的习惯。正如我在P120中所述，有一项关于挑食的研究显示，即使是孩子曾经拒绝吃的食物，只要坚持给他们做8～15次，他们就能接受这种食物了。

此外，自己种植的蔬菜会让人产生感情，对吃这些蔬菜的态度也会变得更积极。如果条件允许的话，可以在自家布置一个菜园，父母和孩子一起参与种植、烹饪和品尝的过程。

在这个案例中，我对父母表达了希望他们从对零食的固有观念中跳出来，零食并不等于“甜食”或“袋装膨化食品”。我还推荐他们在零食时间给孩子吃煎蛋卷、坚果、竹轮（译者注：一种鱼糜制品，常用于关东煮，形状呈圆筒形）、用高野豆腐做的小吃、烤鸡肉串、水果和切成条状的蔬菜。

“瘦”也需要引起注意

也有父母认为“我家孩子并不瘦”。孩子是否瘦，可以通过数值测试来确认（编者注：在我国，0～7岁的学龄前儿童采用Z评分和百分位数法评估营养状况；6～18岁的学龄儿童青少年采用年龄别BMI。）在网上搜索并输入年龄、身高、体重，会立即显示结果。对于那些属于“偏瘦”或“过于瘦弱”的孩子，除了他们的身体，他们的大脑、心脏和骨骼也可能无法得到足够的营养，甚至有的孩子可能患有骨质疏松症。

并非只有“体质瘦弱的孩子”和“因为不吃东西而变瘦的孩子”这两种情况，如果按照年龄和身高的比例来看，“瘦”的孩子也存在大脑发育和身体健康的风险。建议向儿科医生或可信赖的专家咨询，大家一起努力避免孩子们的身体出现过于瘦弱的情况。

挑食会导致贫血

如果挑食严重，铁和锌等矿物质的摄取不足可能会大大增加贫血的风险。不仅会出现身体上的症状，如眩晕、呼吸急促、容易疲劳，还可能出现注意力下降、思维变得迟钝、情绪不稳定等情况。虽然从外表看不出来，但这些都是贫血对大脑产生的影响。

食欲缺乏，让人担心

烦恼

一个小学3年级的男孩。最近没有食欲，不怎么吃饭，只爱吃软糖等零食。

回答

通过人体成分测量和验血检查等方法，确认孩子是否摄入了足够的食物，以及是否存在营养障碍。如果只是短暂的食欲缺乏，就让孩子吃一些含有营养素的果冻或高蛋白质的饮料等他们能接受的食物。

态度温和地帮孩子找出食欲下降的原因，比如运动量、睡眠时间、压力、人际关系等。

注意：如果对相关食物有过敏反应，请务必咨询医生。

过程

原来是因为班上有一个同学没有人际交往的距离感，男孩感到有些反感。与学校进行了沟通，采取了调整座位等措施后，男孩的情绪逐渐变得稳定了，食量也逐渐增加了。

人际关系的烦恼可能对孩子影响很大

看诊时和患者沟通，无论是小学生还是中学生，似乎最多的烦恼都源于人际关系。有时候仅仅因为别人的一句话而受伤，导致连饭都吃不下。随着他们慢慢长大，很多孩子不愿选择向父母寻求帮助。这时请选择默默地陪在他们身边，继续在饮食方面给予他们支持。食物和营养是心灵和身体的基础，“不错过一顿饭，不少吃一粒米”是非常重要的。

如果吃饭实在困难，也可以考虑让他们摄取含有营养素的果冻和高蛋白质的饮料等。

不要让孩子过分忙于兴趣班

食欲缺乏有时也可能与生活方式有关。

来我的诊所就诊的孩子中，有些人平日的兴趣班要到晚上9点半才结束，然后再吃晚饭。他们洗澡和睡觉的时间当然会很晚，早上则会睡到最后一刻，所以没有吃早饭的时间，也没有食欲。还有很多孩子在周末也要参加多个兴趣班。

如果过于忙碌，心灵和身体就没有喘息的机会。父母或监护人应该格外注意，以防这种情况发生。

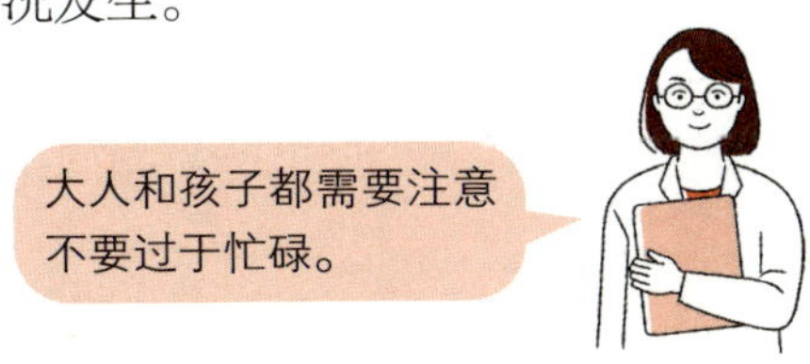

专栏

运动与饮食同样重要

大家都知道，肌肉对于塑造健康的身体是必不可少的。为了增加肌肉，摄取足够的蛋白质十分重要。

运动不仅仅是为了锻炼肌肉。通过运动，可以促进大脑释放幸福激素和动力激素，而合成这些激素的原料来自蛋白质中的氨基酸。

英国牛津大学的研究发现，运动会增加被运输到大脑的血液，促进神经营养因子分泌，增强神经元之间的连接，并可能在海马体等特定区域促进新的神经元生成，进而提升大脑功能，这已在儿童的脑部影像中得到证实[114]。

此外，西班牙格拉纳达大学对100多名8～11岁的儿童进行了研究。研究发现，大量运动可以使大脑，特别是海马体和前额叶皮层的灰质和白质物理性增大，同时记忆力、思考能力、情绪控制力、注意力都有所提高，因此他们宣布“运动可以增强脑力！”[115]

已经得到证实，通过每天吃足够的蛋白质，充分活动身体，一方面能强身健体，另一方面也能让大脑和心灵变得更健康。

请一定要关注孩子的运动量。

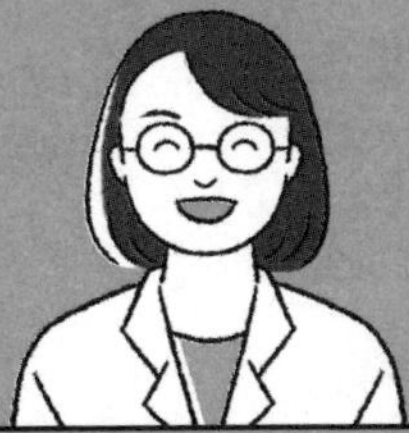

PART

5

爱上吃饭

美味又健康的快手食谱

用孩子们最爱的冰淇淋来补充膳食纤维

牛油果冰淇淋

材料（10杯份）

- 牛油果……1个大的或者2个中等大小的
- 柠檬汁……50mL
- 蛋黄……1个
- 枫糖浆……50mL
- 杏仁奶（无糖）……200mL
- 甜菜糖……80g
- 水……3大勺（45mL）
- 粉状明胶……5g
- 新鲜薄荷叶……适量

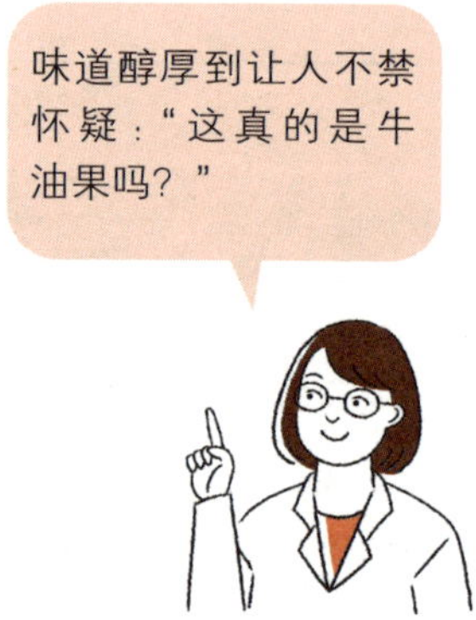

做法

1 在装有适量水的小碗中，溶解粉状明胶。在中等大小的碗中加入热水，把小碗放进去隔水加热，这样可以更好地溶解明胶。

2 剥去牛油果的皮，去核。将果肉切成适当大小，然后用工具碾成糊状。

3 在步骤2的牛油果中加入步骤1的明胶，再加入柠檬汁、蛋黄、枫糖浆和杏仁奶，充分搅拌。

4 在步骤3的混合物中，加入甜菜糖并混合均匀。将混合物倒入托盘等容器中，然后在冰箱中冷冻2～3小时。

5 根据个人喜好，可以在冰淇淋上放一些洗净并擦干的新鲜薄荷叶。

改良

虽然会增加一些成本，但如果用和三盆糖替代甜菜糖的话，甜味会更加香醇。

用孩子们最爱的汉堡肉饼来控制脂肪

健康瘦肉汉堡肉饼

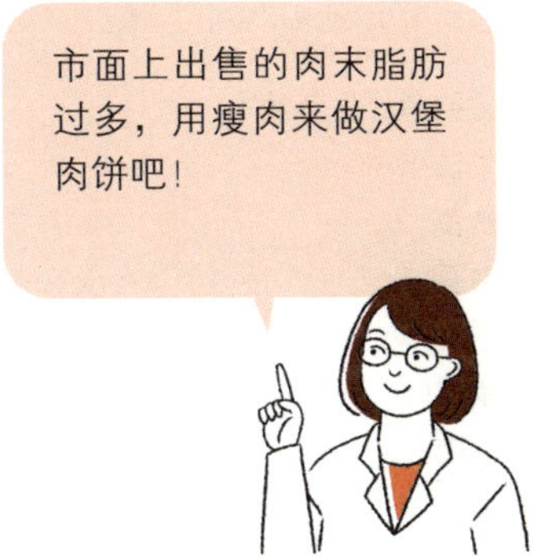
市面上出售的肉末脂肪过多，用瘦肉来做汉堡肉饼吧！

材料的关键

准备瘦肉的肉末

- 去肉铺买猪或牛的瘦肉，并请店家搅成肉末。
- 准备好瘦肉，在家用搅拌机或多功能食材处理机搅拌。
- 准备好瘦肉，用菜刀剁成肉末。

制作要点

- 使用家庭常做的汉堡肉饼食谱即可。
- 在碗里充分搅打肉，这样可以释放出肉中的鲜味。将肉搅打均匀后，再混入切细的洋葱、香料和香草等。
- 烤的时候，尽量不要让肉饼烤焦，烧焦等于糖化。

放入丰富的食材，摄入蛋白质

改良版鸡蛋卷

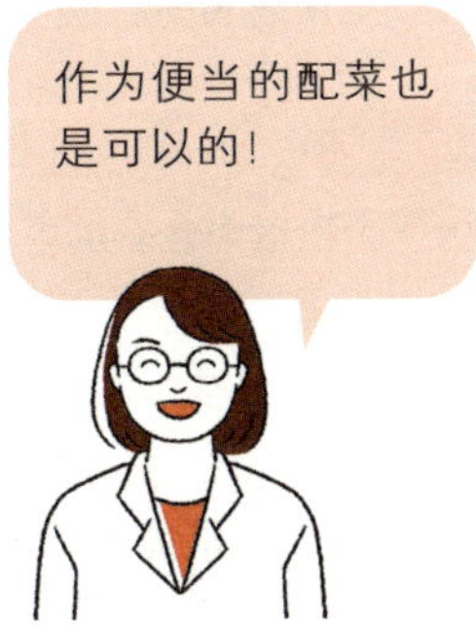
作为便当的配菜也是可以的！

做法

按平时做鸡蛋卷的方式，加入喜欢的蛋白质类的食材制作即可。
混入某一种或多种食材都会变得有新意。

食材灵感

- 海鲜类：小沙丁鱼、樱花虾（稍微磨碎一些也行）、鳕鱼子或明太子、鳗鱼或海鳗。
- 蔬菜类：葱花、彩椒丁、番茄丁。
- 其他：芝麻碎、鲣鱼干、紫菜、芝士。

情绪不安稳时

黏黏炸弹盖饭

材料（2人份）

- 金枪鱼（生鱼片）…… 约80g（8~10片）
- 牛油果 …… 半个（如果较小，则用1个）
- 秋葵 …… 4根
- 纳豆 …… 1盒
- 芝麻碎 …… 1大勺
- 紫苏叶 …… 3片
- 茗荷 …… 2根
- 小葱 …… 2根
- 亚麻籽油 …… 1小勺
- 酱油 …… 1小勺
- 芥末 …… 适量

做法

1 将金枪鱼和牛油果切成一口大小的块（边长1.5cm的正方形）。秋葵焯水切成大约5mm的小段。

2 把所有食材在碗中混入，浇在米饭上即可。

要点

由于金枪鱼中含有的汞会阻碍神经系统的发育，所以每周最多吃1次。

这是能保证充分摄入维生素、矿物质、蛋白质的菜谱。

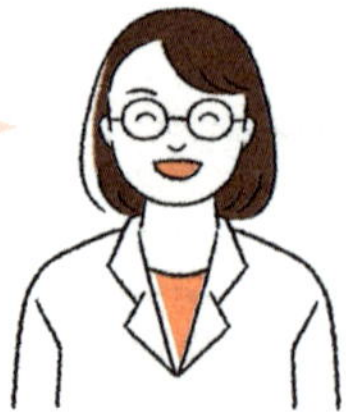

简单快手！营养价值极高

用芝麻酱制作出简单的芝麻凉拌菜

材料（2人份）

- 豆芽……1袋
- 芝麻酱（白芝麻、黑芝麻、黄金芝麻都可以，根据喜好选择）……2大勺
- 蔗糖……1/2小勺
- 酱油……1大勺

做法

1 将豆芽稍微焯水，然后沥干水分。

2 向芝麻酱中加入蔗糖和酱油，然后搅拌。

3 将步骤1和步骤2中准备好的食材拌在一起。

食材灵感

除了豆芽，也可以使用菠菜、小油菜等，适当加入一些时令蔬菜。春天到初夏这段时间，可以选择油菜花、豆苗、芦笋、甜豆等。从夏入秋这段时间，还可以选择四季豆、秋葵、茄子等。冬天则推荐茼蒿，搭配扇贝或虾等海鲜也很合适。

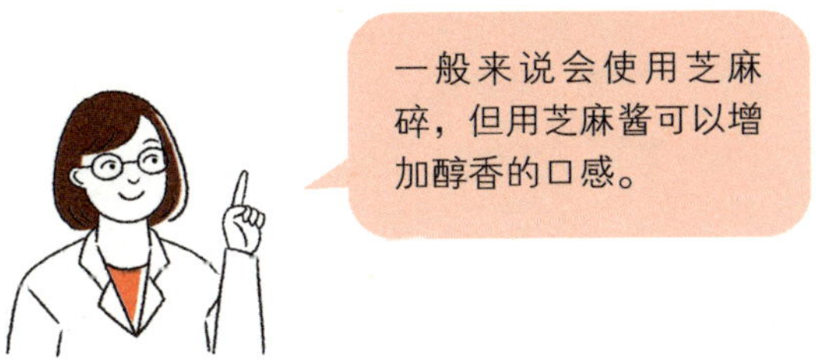
一般来说会使用芝麻碎，但用芝麻酱可以增加醇香的口感。

满满的牛油果蘸酱

材料（2人份）

- 牛油果（大）……………………1个
- 洋葱……………………约1/5个
- 白芝麻碎……………………2大勺
- 芝麻酱……………………1大勺
- 芝麻油……………………1大勺
- 柠檬汁……………………2小勺
- 盐、胡椒……………………适量

简单到孩子们自己也能做。对于平常不怎么吃蔬菜的孩子来说，也会兴致勃勃！

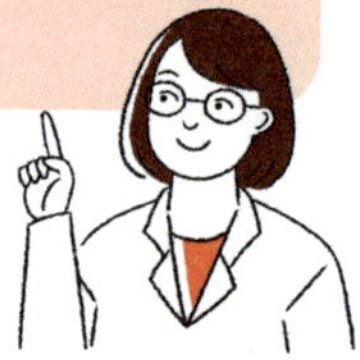

做法

1 把洋葱切末。

2 把牛油果切成两半，去核。用勺子沿着皮挖出果肉，放入碗中，然后用工具压碎。

3 在步骤2的食材中加入步骤1处理好的洋葱，以及白芝麻碎、芝麻酱、芝麻油、柠檬汁、盐、胡椒，混合均匀后就完成了。

食材灵感

蔬菜条可以准备胡萝卜、白萝卜、芹菜、彩椒、黄瓜等喜欢的品种。

一次吃到**超多蔬菜**

蔬菜汤

材料（2人份）

- 洋葱 …… 1/4个（约50g）
- 卷心菜 …… 200g
- 菜花 …… 50g
- 蔬菜高汤（固体） …… 1块
- 水 …… 400mL
- 盐、胡椒 …… 少许
- 橄榄油（最好是特级初榨） …… 1小勺

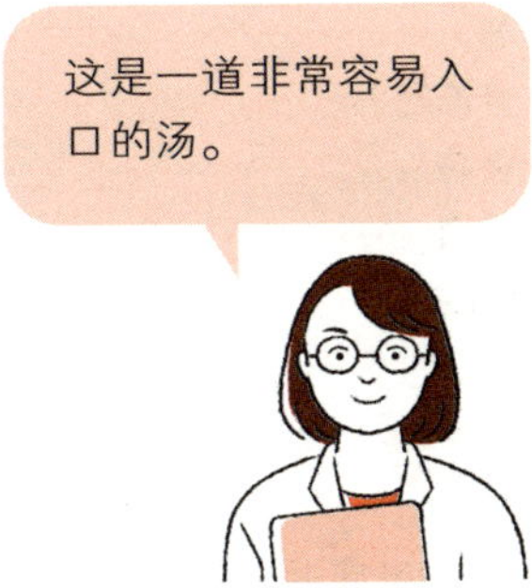

做法

1 把所有的蔬菜切成小块，无须切得特别细碎。

2 在锅中加入水和蔬菜高汤，然后加入步骤1的蔬菜，中火煮20分钟以上。

3 用盐和胡椒调味。

4 在吃的时候加入橄榄油。

要点

这道汤使用了3种能够突显甜味的蔬菜。在最后加入橄榄油，提升了汤品的口感，使其变得愈发香醇。

如果觉得**鱼吃少了**

鱼肉堡

材料（2人份）

- 鲅鱼（生鱼片）……400g
- 姜……1片
- 葱……3根
- 紫苏叶……2片
- 茗荷……2根
- 料酒……2小勺
- 味噌……1小勺

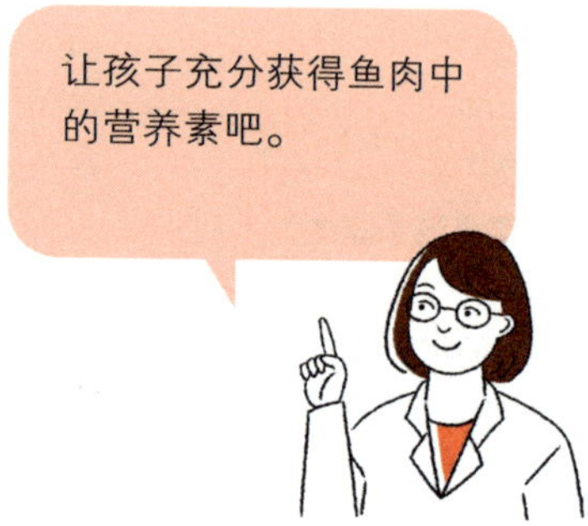

做法

1 姜磨成泥，葱、紫苏叶、茗荷切碎。

2 用刀将鲅鱼（生鱼片）切小块，放入碗中，加入步骤1处理好的食材，搅拌均匀。

3 在步骤2的食材中加入料酒和味噌，然后搅拌均匀。

4 将其捏成小的汉堡肉形状或者肉丸状，用平底锅煎熟，注意不要煎焦。如果是汉堡状的话，煎3～4分钟就可以了。

改良

根据喜好，也可以加入大蒜、洋葱、罗勒等配料制作成西式风味的，或者添加芝麻油、八角粉、蚝油等配料制作成中式风味的，都是不错的做法。

改善便秘

促进肠道健康的麦片

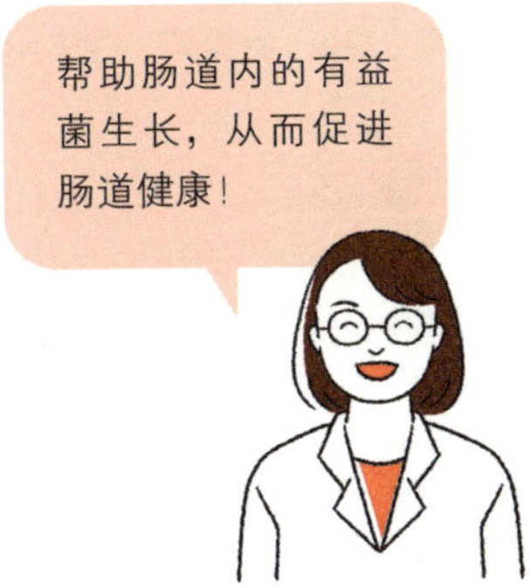

材料（1人份）

- 香蕉……1小根
- 蛋白质谷物……30～50g
- 芝麻碎（黑色或白色）……1大勺
- 麸皮麦片……1大勺
- 牛蒡粉……1小勺
- 燕麦奶……150～200mL

做法

1 香蕉去皮，切成容易食用的大小。

2 将步骤1处理好的香蕉和其他食材混合在一起。

要点

注意细嚼慢咽。如果便秘非常严重，建议餐后服用益生菌制剂。此外，也有一些汉方药治疗便秘的效果很好，可以咨询一下医生。

如有腹泻情况

营养满分的粥

材料（用量随意）

- **杂粮饭（煮熟的）**
- **味噌汤**
- **配料（鸡蛋、芝麻碎、白萝卜等）**

做法

1 将适量的杂粮饭加入味噌汤中，然后开火煮。煮沸后，转中小火焖。如果喜欢稀一点的，就把味噌汤加到完全把杂粮饭覆盖住的程度；如果喜欢稠一点的，就加入刚刚没过杂粮饭的汤汁即可。

2 加入打散的鸡蛋、芝麻碎以及切成易食用大小并煮软的白萝卜等蔬菜，搅拌均匀。

要点

如果因为腹泻只吃大米粥或者素面条的话，就会变成单一的碳水化合物饮食。这样一来，身体恢复所需的营养就不足了。应该将鸡蛋、水煮小沙丁鱼、鲣鱼干等蛋白质丰富的食材搅拌在一起吃或者撒在食物上以补充营养。
也可以考虑吃一些市面上出售的营养果冻（含有各种维生素和矿物质）。

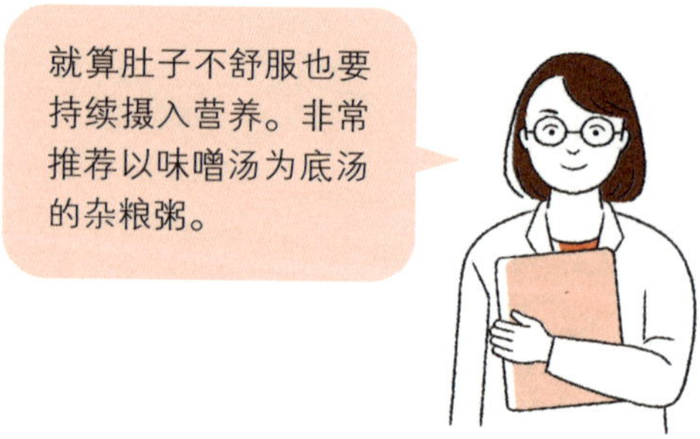
就算肚子不舒服也要持续摄入营养。非常推荐以味噌汤为底汤的杂粮粥。

没有活力时

开心蛋卷

材料（2人份）

- 鸡蛋……4个
- 高汤……5大勺（也可以将高汤粉溶解后使用）
- 蔗糖……2小勺
- 酱油（尽可能少盐）……2小勺
- 橄榄油……1~2大勺

做法

1 将鸡蛋打入碗中，用筷子用力搅拌。

2 将除橄榄油以外的配料加入步骤1中并搅拌，制成混合蛋液。

3 热锅后刷上橄榄油，一点点地倒入混合蛋液并卷起。

4 调整形状，完成。

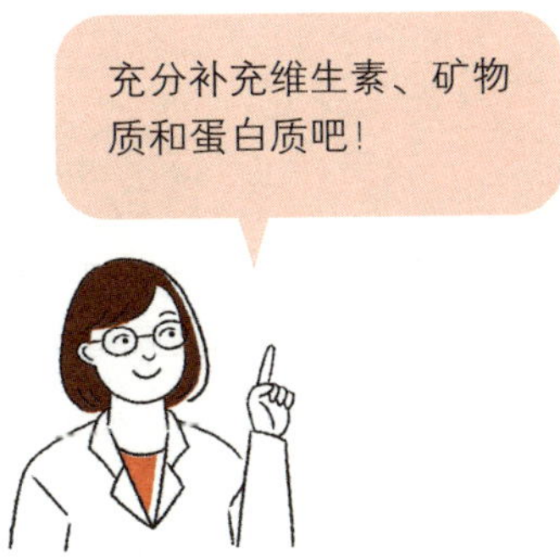

应对失眠、入睡困难

杏仁搭配三文鱼，再配上满满香草调味料

材料（2人份）

- 三文鱼……2片
- 杏仁片……约10g
- 黑胡椒……适量
- 橄榄油……2大勺
- 欧芹、意大利欧芹、莳萝等新鲜香草……适量
- 柠檬片……适量

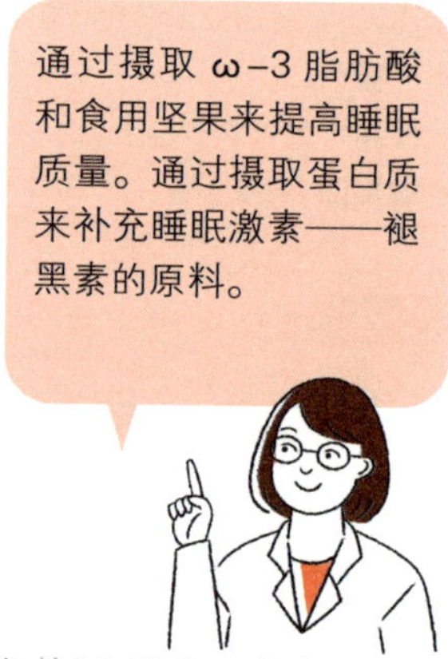
通过摄取ω-3脂肪酸和食用坚果来提高睡眠质量。通过摄取蛋白质来补充睡眠激素——褪黑素的原料。

做法

1 用中火预热平底锅，加入橄榄油，放入三文鱼煎制。注意三文鱼不要煎焦了，以每面煎约3分钟为宜，煎至微黄即可。

2 煎好三文鱼后，把杏仁片也放入锅里稍微加热一下。

3 在三文鱼上撒上黑胡椒。

4 把煎好的三文鱼和杏仁片盛到盘子里，配上香草和柠檬片即可。

要点

使用黑胡椒后，即使不撒盐，也能品尝到三文鱼本身的咸香。据研究，像鲭鱼、金枪鱼等青皮鱼和坚果可以提高睡眠质量。同时，也可食用具有抗氧化作用的香草和柠檬。

针对干性皮肤

小沙丁鱼和鲣鱼干拌杏仁

材料（2人份）

- 小沙丁鱼干……100g
- 鲣鱼干……5~10g
- 杏仁碎……30g
- 亚麻籽油……2小勺
- 柠檬汁……1小勺

做法

将所有食材放入碗中，搅拌均匀即可。

要点

这道菜不仅可以作为配菜，作为零食也是不错的选择。

小沙丁鱼干和鲣鱼干富含锌和ω-3脂肪酸，而杏仁则富含生物素。柠檬具有强抗氧化能力，因此一起食用可以提高吸收率。生物素是B族维生素中的一种，对皮肤健康有特别重要的作用。

针对皮肤问题，锌和 B 族维生素还有 ω-3 脂肪酸都有效果。

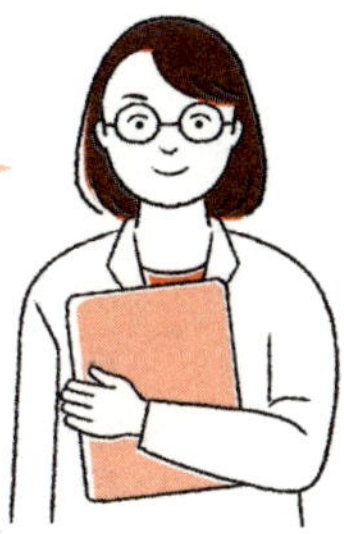

针对眼睛疲劳

治愈身心的蔬菜汤

材料（2人份）

- 帝王菜……100g
- 鸡蛋……2个
- 喜欢的高汤粉……2克
- 水……400mL
- 盐、胡椒……适量

做法

1 摘下帝王菜的叶子，轻轻洗净，然后切碎。鸡蛋打散备用。

2 在锅中加入400mL的水和高汤粉，煮沸后加入帝王菜碎，加热约30秒。

3 将打散的鸡蛋慢慢倒入，搅拌成蛋花。

4 加入盐和胡椒调味。

要点

虽然我个人比较推荐味道鲜美的扇贝高汤，但根据自己的喜好选择高汤品种即可。

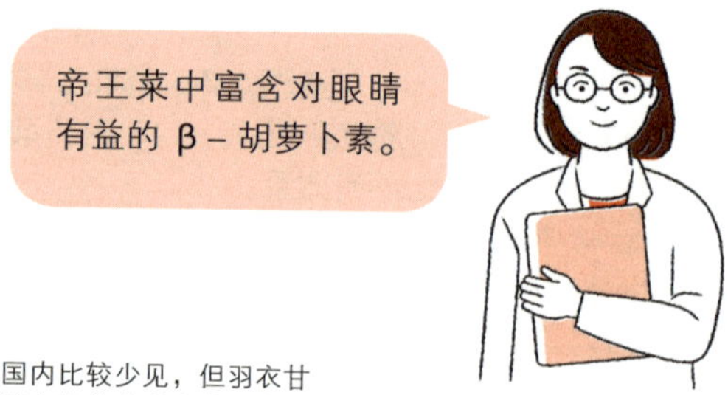

编者注：帝王菜又叫埃及国王菜，在国内比较少见，但羽衣甘蓝、菠菜、西蓝花、红薯叶、西洋菜等在营养成分上并不输给帝王菜。

仅需5秒就能完成！

在孩子们喜欢的食物中施展一些小妙招

在孩子们经常吃的食物中加一点料，提高营养价值。

尽可能地抑制糖化和氧化

炸鸡配柠檬

小技巧：

炸鸡是典型的会使身体“糖化”的菜品。应尽可能减少食用次数。如果要吃的话，一定要搭配能缓解糖化的食材一起食用。

柠檬具有抗氧化作用，应尝试把柠檬薄片和炸鸡搭配着吃。另外，欧芹和生菜也具有强抗氧化作用，并富含膳食纤维。

提高抗氧化能力

100%可可粉

小技巧：

在煎饼、可丽饼、麦片等食物上撒上满满的100%可可粉。如果直接吃觉得太苦，可以加上一些黄豆粉或者一点点蔗糖。

可可粉富含矿物质及膳食纤维，尤其是含有大量的必需矿物质铜。

只吃米饭也超级满足

加上芝麻碎、黄豆粉

小技巧：

在蒸熟的米饭上撒上大量的芝麻碎或黄豆粉，或者两者都加。

有些孩子非常喜欢吃白米饭，导致不愿意吃其他东西。这样一定会导致营养不足，因此为了尽可能地补充营养，应该同时添加含有蛋白质、维生素和矿物质的芝麻碎或黄豆粉。

加上强大的抗氧化能力

香草冰淇淋配巴萨米克醋

小技巧：

在香草冰淇淋中加入一点巴萨米克醋。

巴萨米克醋是由葡萄制成的醋，产自意大利。它的多酚含量是米醋的3倍。由于含有大量的氨基酸，它的鲜味比酸味更浓。不过冰淇淋含有大量的脂肪和糖，因此要适量食用。

各种各样的切花装饰

也许有些麻烦，但稍微费点工夫就能使菜品锦上添花！孩子们也会对食物充满兴致！

鸡蛋的花样切法

做法

将鸡蛋水煮12分钟以上。用小刀或雕刻刀朝着蛋的中心画“V”字。这种方法切出来的鸡蛋，看起来相当别致。

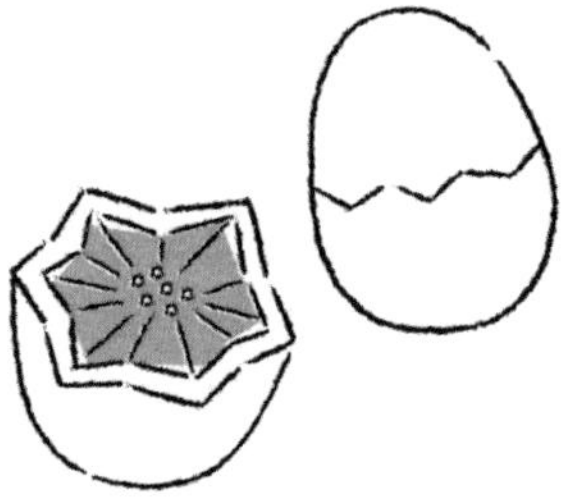

利用模具给胡萝卜切花

做法

将胡萝卜等蔬菜切成约3mm厚的片，然后用模具切出花样。推荐使用不锈钢材质的模具，绝对不会失败。

用模具切花后，沿各边向着中心斜着切，更显立体。

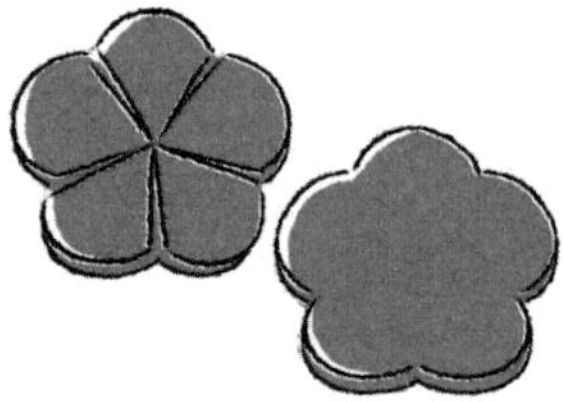

柠檬蝴蝶

做法

将柠檬切成约2mm厚的圆片。朝向中心切一刀（沿半径），然后将切口一侧向前扭，另一侧向后扭就完成了。如果有籽，去掉即可。

专栏

电子产品使用时间：1岁以内0分钟，5岁之前1小时

美国眼科学会的资料显示，儿童每天的电子产品使用时间若超过5小时，眼睛接收的数据量超过1131MB，则会发展为近视[116]。

每天持续看手机或平板电脑5小时是相当长的时间了，另外，数据量1131MB相当于在手机上看网络视频2～4小时。

虽然不能直接将这个数字作为日本的标准，但可以肯定地说，过度使用手机或平板电脑不仅会引发儿童眼睛疲劳、肩膀疼痛，还会导致近视，甚至可能引发斜视。

因此，为了保护孩子的眼睛，我们需要严格控制他们使用电子产品的时间。世界卫生组织建议，1岁以下的婴儿使用电子产品的时间为0分钟，5岁之前为1小时。在诊室里，有的父母为了缓解婴儿打针时的不安情绪，会让他们看手机里的视频来分散注意力，事实上，我并不是很推荐大家这么做。

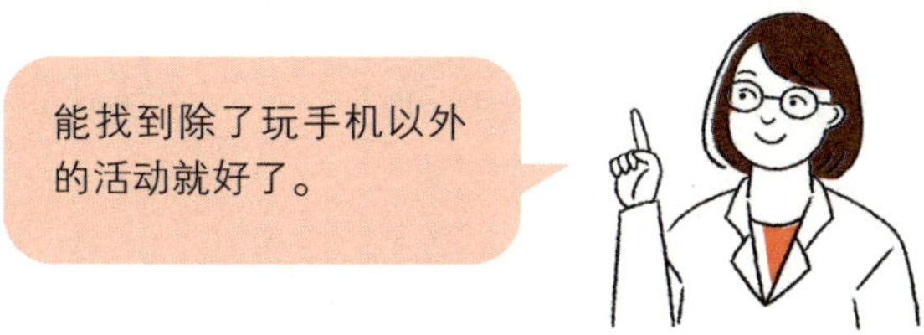

编者注：根据《中国人群身体活动指南（2021）》及相关建议，2岁以下儿童不建议观看电子屏幕，2～5岁儿童每日视屏时长累计不超过1小时，6～17岁儿童及青少年每日累计时长不超过2小时。

结语

我是一名儿科医生，也是公共卫生专家。最后，我想从公共卫生的角度谈一谈我的看法。

想必大家都经常在公共媒体中看到“公共卫生”这个词，但许多人似乎只会联想到水或空气污染等公害问题。

公共卫生是医学的一个领域，是站在“群体”的角度考虑每个人的健康问题。

在本书的前言里，我提到了“全面健康促进”这个理念，这也是来自公共卫生思想的一部分。公共卫生包含社会医学，包括预防传染病、延长健康寿命（为了能够健康长寿）的研究，以及预防医学和健康教育等。

在公共卫生领域，“消除差距”也是一个重要的方面。

日本在经历了战后的经济增长后，到了20世纪70年代，出现了“全民中产”这样的词，与其他国家相比，社会差距相对较小。

然而，在随后的泡沫经济破裂、平成经济衰退等的影响下，

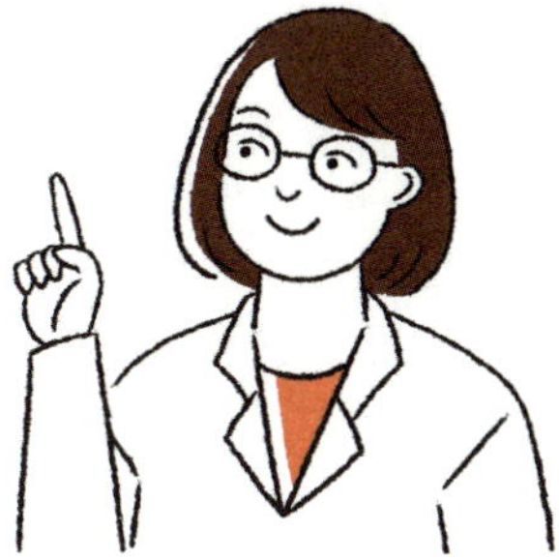

无法否认，社会差距已经扩大了。

这里有一些数据。

在同一个国家或地区比较生活水平时，认为“与周围的人相比，自己比较贫困”的人的占比被称为“相对贫困率”。

2018年日本的相对贫困率是15.4%，也就是说，大约每7个人中就有1个人处于相对贫困的状态。此外，根据2017年经济合作与发展组织（OECD）的数据，日本的相对贫困率在G7国家中仅次于美国，排在第二位。

这意味着，在G7各国中日本的社会“差距更大”。

为了消除差距，“知识、教育、信息”都非常重要。虽然“教育”包括义务教育，但获取“知识和信息”的个人差异很大，无法覆盖到所有人。

从这个角度来看，写关于饮食的书有扩大社会差距的风险。因为这可能会造成读书的人和不读书的人，也就是有知识、信息的人和没有这些的人之间的差距，也许一不小心就会造成社会差距的扩大。这是一个非常令人困扰的问题。

（顺便说一下，缩小社会差距的一个方法是改善社会基础设施。）

然而在诊室中，当我接待身体不适的孩子和他们的母亲、父亲时，我坚信应该向他们传达准确的信息。

公共卫生的理念中有“Health for All（健康属于每个人）”和“Leave no one behind（不遗漏任何人）”这样的话。作为儿科医生和公共卫生专家，我每天都怀着这种想法面对患者。

这本书是我基于现有的研究，作为广泛传达“打造儿童健康饮食”理念的第一步而创作的。

我希望你们能了解到关于食物选择和食物摄入的最新知识，并将其应用到日常生活中。

我希望孩子们的身体、情绪和大脑能够依靠食物和营养知识得以健康成长。

我希望整个社会都能变得富饶，走向和平。

尽管写作期间的各种突发事件使得出版时间很大程度上延迟了，但我也想借此机会感谢一直以来都在耐心协调、给予我帮助的钻石社的宫崎老师和Edipoch编辑公司的古川老师。

伊藤明子

参考文献

[1] 菅野 道廣. 卵と健康: コレステロール問題を中心に[J]. 日本食品科学工学会誌, 2019, 66(9): 362-367.

[2] CLEARE A J, BOND A J. The effect of tryptophan depletion and enhancement on subjective and behavioural aggression in normal male subjects[J]. Psychopharmacology, 1995, 118(1): 72-81.

[3] STRANG S, UTZ S, GROSSE J, et al. Impact of nutrition on social decision making[J]. Proceedings of the National Academy of Sciences, 2017, 114(25): 6510-6514.

[4] TAGAWA R, WATANABE D, ITO K, et al. Dose-response relationship between protein intake and muscle mass increase: a systematic review and meta-analysis of randomized controlled trials[J]. Nutrition Reviews, 2020, 79(1): 66-75.

[5] ASAKURA K, NAKAMURA M, KITAHARA Y, et al. Vitamin D status in Japanese adults: relationship of serum 25-hydroxyvitamin D with simultaneously measured dietary vitamin D intake and ultraviolet ray exposure[J]. Nutrients, 2020, 12(3): 743.

[6] KURAOKA S, ISHITSUKA K, KUSUHARA K, et al. Impaired height growth associated with vitamin D deficiency in young children from the Japan Environment and Children's Study[J]. Nutrients, 2022, 14(16): 3325.

[7] ITOH M, YAMAZAKI M, YAMADA S, et al. Vitamin D-deficient rickets in Japan[J]. Global Pediatric Health, 2017, 4: 2333794X17710999.

[8] CANNELL J J. Vitamin D and autism, what's new?[J]. Reviews in Endocrine and Metabolic Disorders, 2017, 18(2): 183-193.

[9] GUIDUCCI L, LUXARDO N, SACCHETTI S, et al. Vitamin D status in children with autism spectrum disorders: determinants and effects of the response to probiotic supplementation[J]. Metabolites, 2022, 12(7): 611.

[10] CHAI B, GAO F, WU R, et al. Vitamin D deficiency as a risk factor for dementia and Alzheimer's disease: an updated meta-analysis[J]. BMC Neurology, 2019, 19(1): 284.

[11] ANGLIN R E S, SAMANANI S M, TAMANA S K, et al. Vitamin D deficiency and depression in adults: systematic review and meta-analysis[J]. The British Journal of Psychiatry, 2013, 202(2): 100-107.

[12] AFAGHI S, ASHRAFZADEH F, TANHA A M. Prevalence and clinical outcomes of vitamin D deficiency in COVID-19 hospitalized patients: a retrospective single-center analysis[J]. The Tohoku Journal of Experimental Medicine, 2021, 255(2): 127-134.

[13] DE HAAN K, GROENEVELD A B J, DE GEUS H R H, et al. Vitamin D deficiency as a risk factor for infection, sepsis and mortality in the critically ill: systematic review and meta-analysis[J]. Critical Care, 2014, 18(6): 660.

[14] BENER A, EHLayel M S, TULIC M K, et al. The impact of vitamin D deficiency on asthma, allergic rhinitis and wheezing in children: an emerging public health problem[J]. Journal of Family and Community Medicine, 2014, 21(3): 154-161.

[15] ALMEHMADI M, ALSHARIF K F, MUNSHI R, et al. Prevalence of vitamin D deficiency in early-diagnosed cancer patients: a cross-sectional study[J]. Annals of Cancer Research

and Therapy, 2020, 28(2): 54-59.
[16] 横井 克彦, 市川 朝子, 山田 広美, 等. ヒジキの摂取が生体に与える有害作用[C]// 第25回日本微量栄養素学会学術集会講演要旨集. 2010. www.jtnrs.com/sym25/O_01.pdf. (2022-11-20).
[17] 農林水産省. 食品中のヒ素に関するQ&A[EB/OL]. (2018-03-30)[2022-11-20]. www.maff.go.jp/j/syouan/nouan/kome/k_as/qa.html.
[18] 加藤 陽子. 小児と思春期の鉄欠乏性貧血[J]. 日本内科学会雑誌, 2010, 99(6): 1201-1206.
[19] FERRIS A E, BROWN T, MCLEAN S, et al. An overview of the relationship between anaemia, iron, and venous leg ulcers[J]. International Wound Journal, 2019, 16(6): 1323-1329.
[20] World Health Organization. WHO guideline on use of ferritin concentrations to assess iron status in individuals and populations[R]. Geneva: WHO, 2020.
[21] 厚生労働省. 日本人の食事摂取基準(2020年版)[S]. 東京: 厚生労働省, 2019.
[22] 児玉 浩子. わが国の臨床医学·医療での微量元素に関する最近の動向と今後の課題[J]. 日本衛生学雑誌, 2018, 73(1): 75-82.
[23] PETRILLI M A, GESCHWIND D H. The emerging role for zinc in depression and psychosis[J]. Frontiers in Pharmacology, 2017, 8: 414.
[24] KONG X, MA Y, CHEN J, et al. Sesamin ameliorates advanced glycation end products-induced pancreatic β-cell dysfunction and apoptosis[J]. Nutrients, 2015, 7(6): 4689-4704.
[25] WANG Q, YAN J, WANG X, et al. Supplementation of sesamin alleviates stress-induced behavioral and psychological disorders via reshaping the gut microbiota structure[J]. Journal of Agricultural and Food Chemistry, 2019, 67(45): 12441-12451.
[26] 香川 明夫, 監修. 八訂食品成分表2021[M]. 東京: 女子栄養大学出版部, 2021.
[27] 厚生労働省. 令和元年国民健康·栄養調査報告[R]. 東京: 厚生労働省, 2020.
[28] FROST G, SLEETH M L, SAHURI-ARISOYLU M, et al. The short-chain fatty acid acetate reduces appetite via a central homeostatic mechanism[J]. Nature Communications, 2014, 5: 3611.
[29] KIM Y, JE Y, GIOVANNUCCI E L. Association between dietary fat intake and mortality from all-causes, cardiovascular disease, and cancer: a systematic review and meta-analysis of prospective cohort studies[J]. Clinical Nutrition, 2021, 40(3): 1060-1070.
[30] National Institutes of Health. How high fructose intake may trigger fatty liver disease[EB/OL]. (2020-08-18)[2022-11-20]. www.nih.gov/news-events/nih-research-matters/how-high-fructose-intake-may-trigger-fatty-liver-disease.
[31] 谷合 麻紀子. NAFLD/NASHの疫学[J]. 日本内科学会雑誌, 2020, 109(1): 11-18.
[32] BANTLE J P. Dietary fructose and metabolic syndrome and diabetes[J]. The Journal of Nutrition, 2009, 139(6): 1263S-1268S.
[33] RICHARDSON D P, ANSELLL J, DRUMMOND L N. The nutritional and health attributes of kiwifruit: a review[J]. European Journal of Nutrition, 2018, 57(8): 2659-2676.
[34] BAE S H. Diets for constipation[J]. Pediatric Gastroenterology, Hepatology & Nutrition, 2014, 17(4): 203-208.
[35] OUDE GRIEP L M, MONIQUE V M, KROMHOUT D, et al. Association of raw fruit and fruit

juice consumption with blood pressure: the INTERMAP Study[J]. The American Journal of Clinical Nutrition, 2013, 97(5): 1083-1091.

[36] KAPSIMALI M, BOUCHARD M, VIAUT C, et al. Developing a sense of taste[J]. Seminars in Cell & Developmental Biology, 2013, 24(3): 200-209.

[37] DINICOLANTONIO J J, O'KEEFE J H. The importance of marine omega-3s for brain development and the prevention and treatment of behavior, mood, and other brain disorders[J]. Nutrients, 2020, 12(8): 2333.

[38] Harvard Health Publishing. Omega-3 fatty acids for mood disorders[EB/OL]. (2018-08-03)[2022-11-20]. www.health.harvard.edu/blog/omega-3-fatty-acids-for-mood-disorders-2018080314414.

[39] THOMSEN B J, CHOU E C, VICTORIA S V, et al. The potential uses of omega-3 fatty acids in dermatology: a review[J]. Journal of Cutaneous Medicine and Surgery, 2020, 24(5): 481-494.

[40] World Economic Forum. Which countries get the most sleep - and how much do we really need?[EB/OL]. (2019-04-08)[2022-11-20]. www.weforum.org/agenda/2019/04/which-countries-get-the-most-sleep-and-how-much-do-we-really-need/.

[41] Organisation for Economic Co-operation and Development. OECD.org[EB/OL]. [2022-11-20]. www.oecd.org.

[42] Centers for Disease Control and Prevention. How much sleep do I need?[EB/OL]. (2022-09-14)[2022-11-20]. www.cdc.gov/sleep/about_sleep/how_much_sleep.html.

[43] KENNEDY D O. B vitamins and the brain: mechanisms, dose and efficacy--a review[J]. Nutrients, 2016, 8(2): 68.

[44] PAWLAK R, LESTER S E, BABATUNDE T. The iron status of vegetarian adults: a review of literature[J]. American Journal of Lifestyle Medicine, 2016, 12(6): 486-498.

[45] LEIDY H J, ORTINAU L C, DOUGLAS S M, et al. Beneficial effects of a higher-protein breakfast on the appetitive, hormonal, and neural signals controlling energy intake regulation in overweight/obese, "breakfast-skipping," late-adolescent girls[J]. The American Journal of Clinical Nutrition, 2013, 97(4): 677-688.

[46] Pediatric Oncall. Zinc deficiency in children - patient education[EB/OL]. [2022-11-20]. www.pediatriconcall.com/articles/nutrition/zinc-deficiency-in-children/zinc-deficiency-in-children-patient-education.

[47] AHSAN A K, MUKHTAR R, HUSSAIN M, et al. Zinc micronutrient deficiency and its prevalence in malnourished pediatric children as compared to well-nourished children: a nutritional emergency[J]. Global Pediatric Health, 2021, 8: 2333794X211023589.

[48] 厚生労働省. 日本人の食事摂取基準(2020年版)[S]. 東京: 厚生労働省, 2019.

[49] NATACCI L, MARCHIONI D M, GORGULHO B M, et al. Omega 3 consumption and anxiety disorders: a cross-sectional analysis of the Brazilian Longitudinal Study of Adult Health (ELSA-Brasil)[J]. Nutrients, 2018, 10(6): 663.

[50] KURATKO C N, BARRETT E C, NELSON E B, et al. The relationship of docosahexaenoic acid (DHA) with learning and behavior in healthy children: a review[J]. Nutrients, 2013, 5(7): 2777-2810.

[51] Linus Pauling Institute. Essential fatty acids and skin health[EB/OL]. [2022-11-20]. lpi.oregonstate.edu/mic/health-disease/skin-health/essential-fatty-acids.

[52] CHEUNG L K, TOMITA H, TAKEMORI T. Mechanisms of docosahexaenoic and eicosapentaenoic acid loss from Pacific saury and comparison of their retention rates after various cooking methods[J]. Journal of Food Science, 2016, 81(8): C1899-C1907.

[53] 農林水産省. 魚をとりまく状況[EB/OL]. (2018)[2022-11-20]. www.jfa.maff.go.jp/j/kikaku/wpaper/h29_h/trend/1/t1_2_4_2.html.

[54] CHANG J P, SU K P, MONDELLI V, et al. High-dose eicosapentaenoic acid (EPA) improves attention and vigilance in children and adolescents with attention deficit hyperactivity disorder (ADHD) and low endogenous EPA levels[J]. Translational Psychiatry, 2019, 9(1): 303.

[55] WATANABE A, SHIMIZU H, YANASE E. Effect of dose and timing of burdock (Arctium lappa) root intake on intestinal microbiota of mice[J]. Microorganisms, 2020, 8(2): 220.

[56] CERLETTI C, ESPOSTO S, IZZI A, et al. Edible mushrooms and beta-glucans: impact on human health[J]. Nutrients, 2021, 13(7): 2195.

[57] CHAKRABARTI A, GEURTS L, HOYLES L, et al. The microbiota-gut-brain axis: pathways to better brain health. Perspectives on what we know, what we need to investigate and how to put knowledge into practice[J]. Cellular and Molecular Life Sciences, 2022, 79(2): 80.

[58] MIKI Y, KIDOGUCHI Y, SATO M, et al. Group IIA secreted phospholipase A2 controls skin carcinogenesis and psoriasis by shaping the gut microbiota[J]. JCI Insight, 2022, 7(2): e152611.

[59] WENZEL U O, BODE M, KURTS C, et al. Salt, inflammation, IL-17 and hypertension[J]. British Journal of Pharmacology, 2019, 176(12): 1853-1863.

[60] SKALNY A V, ASCHNER M, TINKOV A A. Molecular mechanisms of aluminum neurotoxicity: update on adverse effects and therapeutic strategies[J]. Advances in Neurotoxicology, 2021, 5: 1-34.

[61] ITO K, MIYATA K, MOHRI M, et al. The effects of the habitual consumption of miso soup on the blood pressure and heart rate of Japanese adults: a cross-sectional study of a health examination[J]. Internal Medicine, 2017, 56(1): 23-29.

[62] ITOH M, TAKANO S, YOSHIDA A, et al. The effects of long-term intake of yogurt together with ground sesame on eye and nasal discomfort due to allergic rhinitis and allergic conjunctivitis-A randomized parallel-group comparison study-[J]. 日本薬理治療学雑誌, 2020, 48(11): 1961-1974.

[63] IDRIS C A C, WAN NAJWA W M N, NORHAIZAN M E, et al. Effect of consumption heated oils with or without dietary cholesterol on the development of atherosclerosis[J]. Nutrients, 2018, 10(10): 1527.

[64] LANGYAN S, YADAVA P, KHAN F N, et al. Food and nutraceutical functions of sesame oil: an underutilized crop for nutritional and health benefits[J]. Food Chemistry, 2022, 389: 132990.

[65] DE OLIVEIRA OTTO M C, MOZAFFARIAN D, KROMHOUT D, et al. Dietary intake of saturated fat by food source and incident cardiovascular disease: the Multi-Ethnic Study of

Atherosclerosis[J]. The American Journal of Clinical Nutrition, 2012, 96(2): 397-404.

[66] URIBARRI J, WOODRUFF S, GOODMAN S, et al. Advanced glycation end products in foods and a practical guide to their reduction in the diet[J]. Journal of the American Dietetic Association, 2010, 110(6): 911-916.e12.

[67] MALESZA I J, MALESZA M, WALKOWIAK J, et al. High-fat, Western-style diet, systemic inflammation, and gut microbiota: a narrative review[J]. Cells, 2021, 10(11): 3164.

[68] RASK-MADSEN C, KING G L. Vascular complications of diabetes: mechanisms of injury and protective factors[J]. Cell Metabolism, 2013, 17(1): 20-33.

[69] RYCHLIK J, OLEJNIK A, OLSZEWSKA M, et al. Antioxidant capacity of broccoli sprouts subjected to gastrointestinal digestion[J]. Journal of the Science of Food and Agriculture, 2015, 95(9): 1892-1902.

[70] FAHEY J W, HARISTOY X, DOLAN P M, et al. Sulforaphane inhibits extracellular, intracellular, and antibiotic-resistant strains of Helicobacter pylori and prevents benzo[a] pyrene-induced stomach tumors[J]. Proceedings of the National Academy of Sciences of the United States of America, 2002, 99(11): 7610-7615.

[71] SONG Q, LIU J, DONG L, et al. Novel advances in inhibiting advanced glycation end product formation using natural compounds[J]. Biomedicine & Pharmacotherapy, 2021, 140: 111750.

[72] SINGH K, CONNOLLY S L, ALEXIS D, et al. Sulforaphane treatment of autism spectrum disorder (ASD)[J]. Proceedings of the National Academy of Sciences of the United States of America, 2014, 111(43): 15550-15555.

[73] 名古屋市. 健康サポート誌 No.27 ヘルシーライフ・チー[EB/OL]. [2022-11-20]. www.city.nagoya.jp/kenkofukushi/cmsfiles/contents/0000044/44089/No.27herusurisa-chi.pdf.

[74] RAMOS C I, GONÇALVES M C, MOLINA M D C B. A new look at phosphorus intake: what do we eat here is what they eat there?[J]. Jornal Brasileiro de Nefrologia, 2019, 41(1): 12-13.

[75] MORITZ M L, AYUS J C. Disorders of water metabolism in children: hyponatremia and hypernatremia[J]. Pediatrics in Review, 2002, 23(11): 371-380.

[76] Harvard T.H. Chan School of Public Health. Healthy Eating Plate vs. USDA's MyPlate[EB/OL]. [2022-11-20]. www.hsph.harvard.edu/nutritionsource/healthy-eating-plate-vs-usda-myplate/.

[77] American Liver Foundation. Pediatric fatty liver disease[EB/OL]. [2022-11-20]. liverfoundation.org/resource-center/blog/pediatric-fatty-liver-disease/.

[78] VELÁZQUEZ A M, GRAFF-REIMER C M, ROWAN A E, et al. ChREBP-driven DNL and PNPLA3 expression induced by liquid fructose are essential in the production of fatty liver and hypertriglyceridemia in a high-fat diet-fed rat model[J]. Molecular Nutrition & Food Research, 2022, 66(7): e2101115.

[79] National Institutes of Health. How high fructose intake may trigger fatty liver disease[EB/OL]. (2020-08-18)[2022-11-20]. www.nih.gov/news-events/nih-research-matters/how-high-fructose-intake-may-trigger-fatty-liver-disease.

[80] 独立行政法人農林水産消費安全技術センター. 砂糖に関する情報[EB/OL]. [2022-11-20]. www.alic.go.jp/joho-s/joho07_000154.html.

[81] Manufacturing.net. Capri Sun to replace high-fructose corn syrup with sugar[EB/OL]. (2015-02-04)[2022-11-20]. www.manufacturing.net/operations/news/13181103/capri-sun-to-replace-highfructose-corn-syrup-with-sugar.

[82] Food Dive. Manufacturers reformulate with sugar as consumers sour on corn syrup[EB/OL]. (2015-06-09)[2022-11-20]. www.fooddive.com/news/manufacturers-reformulate-with-sugar-as-consumers-sour-on-corn-syrup/449233/.

[83] 独立行政法人農林水産消費安全技術センター. 野菜情報-専門家に聞く [EB/OL]. (2014-07)[2022-11-20]. vegetable.alic.go.jp/yasaijoho/senmon/1407_chosa01.html.

[84] Frozen Food Press. 食品の安全チェック [EB/OL]. [2022-11-20]. frozenfoodpress.com/food-safety-checks5.

[85] 農林水産省. 食品ロスの発生抑制及び再生利用の促進に関する基本的な方針の変更について [EB/OL]. (2021-11-30)[2022-11-20]. www.maff.go.jp/j/press/shokuhin/recycle/211130.html.

[86] MASUDA H, HIRONAKA S, MATSUI Y, et al. Comparative study of the antioxidative activity of culinary herbs and spices, and hepatoprotective effects of three selected Lamiaceae plants on carbon tetrachloride-induced oxidative stress in rats[J]. Food Science and Technology Research, 2015, 21(3): 407-418.

[87] BARBARO M R, CREMON C, STANGHELLINI V, et al. Recent advances in understanding non-celiac gluten sensitivity[J]. F1000Research, 2018, 7: F1000 Faculty Rev-1631.

[88] TARAGHIKHAH N, ASHTARI S, AGHAZADEH N, et al. An updated overview of spectrum of gluten-related disorders: clinical and diagnostic aspects[J]. BMC Gastroenterology, 2020, 20(1): 258.

[89] KAZAL L A Jr. Prevention of iron deficiency in infants and toddlers[J]. American Family Physician, 2002, 66(7): 1217-1224.

[90] SADOWITZ P D, VEGA R M, KOCH R, et al. Iron status and infant feeding practices in an urban ambulatory center[J]. Pediatrics, 1983, 72(1): 33-36.

[91] TUNNESSEN W W Jr, Oski F A. Consequences of starting whole cow milk at 6 months of age[J]. *Journal of Pediatrics*, 1987, 111(6 Pt 1): 813-816.

[92] PIZARRO F, YIP R, DALLMAN P R, et al. Iron status with different infant feeding regimens: relevance to screening and prevention of iron deficiency[J]. *Journal of Pediatrics*, 1991, 118(5): 687-692.

[93] IARC. *IARC Monographs on the Evaluation of Carcinogenic Risks to Humans: Red Meat and Processed Meat*. Meeting Report[R/OL]. Lyon: WHO, 2015[2022-11-20]. https://www.iarc.who.int/wp-content/uploads/2018/07/pr240_E.pdf.

[94] ZHONG V W, VAN HORN L, CORNELIS M C, et al. Associations of processed meat, unprocessed red meat, poultry, or fish intake with incident cardiovascular disease and all-cause mortality[J]. *JAMA Internal Medicine*, 2020, 180(4): 503-512. DOI:10.1001/jamainternmed.2019.6969.

[95] UICC. How to interpret IARC findings on red and processed meat cancer risk factors[EB/OL]. Geneva: Union for International Cancer Control, [2022-11-20]. https://www.uicc.org/news/how-interpret-iarc-findings-red-and-processed-meat-cancer-risk-factors.

[96] CARRUTH B R, ZIEGLER P J, GORDON A, et al. Prevalence of picky eaters among

infants and toddlers and their caregivers' decisions about offering a new food[J]. *Journal of the American Dietetic Association*, 2004, 104(1 Suppl 1): 57-64. DOI:10.1016/j.jada.2003.10.024.

[97] HE F J, BRINSDEN H C, MACGREGOR G A. Salt reduction in the United Kingdom: a successful experiment in public health[J]. *Journal of Human Hypertension*, 2014, 28(6): 345-352. DOI:10.1038/jhh.2013.105.

[98] SHELTON J F, GERAGHTY E M, TANCREDI D J, et al. Neurodevelopmental disorders and prenatal residential proximity to agricultural pesticides: the CHARGE study[J]. *Environmental Health Perspectives*, 2014, 122(10): 1103-1109. DOI:10.1289/ehp.1307044.

[99] Forbes Advisor. Roundup lawsuit update[EB/OL]. [2022-11-20]. https://www.forbes.com/advisor/legal/product-liability/roundup-lawsuit-update/.

[100] 伊藤明子. 有機食品に対する日本の母親の意識調査: インターネット調査[C]// 第74回日本公衆衛生学会総会. 2015-11-01.

[101] YOSHIDA J, EGUCHI E, NAGAOKA K, et al. Association of night eating habits with metabolic syndrome and its components: a longitudinal study[J]. *BMC Public Health*, 2018, 18(1): 1366. DOI:10.1186/s12889-018-6261-3.

[102] LOPEZ-MINGUEZ J, GOMEZ-ABELLAN P, GARAULET M. Timing of breakfast, lunch, and dinner: effects on obesity and metabolic risk[J]. *Nutrients*, 2019, 11(11): 2624. DOI:10.3390/nu11112624.

[103] RUDDICK-COLLINS L C, JOHNSTONE A M, MORGAN P J, et al. The Big Breakfast Study: chrono-nutrition influence on energy expenditure and bodyweight[J]. *Nutrition Bulletin*, 2018, 43(2): 174-183. DOI:10.1111/nbu.12322.

[104] 佐々木 裕之, 柴田 重信. 時間栄養学的視点で健康な食生活リズム[J]. 生化学, 2021, 93(1): 82-92.

[105] AVERY A, ANDERSON C, MCCULLOUGH F. Associations between children's diet quality and watching television during meal or snack consumption: a systematic review[J]. Maternal & Child Nutrition, 2017, 13(4): e12428.

[106] 日本小児科学会. 子どもとメディア[EB/OL]. [2022-11-20]. www.jpeds.or.jp/modules/guidelines/index.php?content_id=123.

[107] 堤 ちはる.「食」を通じた子育て支援-幼児期からの食事に望むもの-[J]. 小児保健研究, 2011, 70(記念号): 7-9.

[108] CHAN E S, CUMMINGS C, ATKINSON A, et al. Early introduction of foods to prevent food allergy[J]. Allergy, Asthma & Clinical Immunology, 2018, 14(Suppl 2): 57.

[109] 許斐 亜紀, 児玉 浩子, 三浦 理代, 等. 鉄・亜鉛の単独および同時欠乏が血漿中各種ミネラル濃度に与える影響[J]. Biomedical Research on Trace Elements, 2007, 18(3): 281-285.

[110] UMAR M, SASTRY K S, ALI F A, et al. Vitamin D and the pathophysiology of inflammatory skin diseases[J]. Skin Pharmacology and Physiology, 2018, 31(2): 74-86.

[111] SHAMS B, AFZALI S, FOTOUHI A, et al. The relationship of serum vitamin D and Zinc in a nationally representative sample of Iranian children and adolescents: The CASPIAN-III study[J]. Medical Journal of the Islamic Republic of Iran, 2016, 30: 430.

[112] HUANG T H, WANG P W, YANG S C, et al. Cosmetic and therapeutic applications of fish oil's fatty acids on the skin[J]. Marine Drugs, 2018, 16(8): 256.

[113] ABUELGASIM H, ALSHARHAN Y, ZENGIN A, et al. Effectiveness of honey for symptomatic relief in upper respiratory tract infections: a systematic review and meta-analysis[J]. BMJ Evidence-Based Medicine, 2021, 26(2): 57-64.

[114] University of Oxford. Fit to Study[EB/OL]. [2022-11-20]. www.ndcn.ox.ac.uk/research/fmrib-plasticity-group/research-projects/fit-to-study.

[115] Universidad de Granada. ActiveBrains project[EB/OL]. [2022-11-20]. profith.ugr.es/activebrains.

[116] American Academy of Ophthalmology. Screen use for kids[EB/OL]. [2022-11-20]. www.aao.org/eye-health/tips-prevention/screen-use-kids.